医学大数据理论与实践研究

郭克磊　著

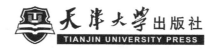

天津大学出版社
TIANJIN UNIVERSITY PRESS

内容简介

本书是医学大数据方面的著作,首先对医学大数据进行了概述,其次论述了医学大数据的资源,尤其对医学大数据的安全与医学大数据技术进行了详细的探讨,最后对大数据在临床医疗、中医等医疗领域,以及慢性病管理、传染病预测、药品安全监管等公共卫生领域中的应用进行了详细的探讨,并就医学大数据的未来进行了展望。本书主要供医学领域从事医学大数据研究工作的人员参考,也可为医学领域相关管理人士提供启发,也希望能对致力于医学领域大数据变革的相关人员有所启迪。

图书在版编目（CIP）数据

医学大数据理论与实践研究 / 郭克磊著. --天津：
天津大学出版社，2021.7
ISBN 978-7-5618-7005-1

Ⅰ.①医…　Ⅱ.①郭…　Ⅲ.①医学－数据处理－研究
Ⅳ.①R319

中国版本图书馆CIP数据核字（2021）第148397号

出版发行	天津大学出版社
地　　址	天津市卫津路92号天津大学内：邮编（300072）
电　　话	发行部：022-27403647
网　　址	www.tjupress.com.cn
印　　刷	北京建宏印刷有限公司
经　　销	全国各地新华书店
开　　本	185mm×260mm
印　　张	9.5
字　　数	237千
版　　次	2021年7月第1版
印　　次	2021年7月第1次
定　　价	47.00元

前　言

　　2015 年 8 月 31 日,国务院在《国务院关于印发促进大数据发展行动纲要的通知》(国发〔2015〕50 号)中指出,坚持创新驱动发展,加快大数据部署,深化大数据应用,已成为稳增长、促改革、调结构、惠民生和推动政府治理能力现代化的内在需要和必然选择。该文件倡导政府数据开放共享,推进资源整合,提升治理能力;加强大数据基础研究;建立数据科学的学科体系和建立标准规范体系。该文件还倡导通过政务数据公开共享,引导各科研机构、行业协会、企业单位与社会组织等主动采集并开放数据。大数据给人们带来的利益最大化就是通过对未来的预见,指导民众科学地规避健康风险、预防疾病,从而提升生命质量。在信息学、流行病学、临床医学、生命科学等学科的共同参与下,大数据可推动医学科学的创新发展,提高疾病防治水平,支撑医疗卫生体系建设,提升全生命周期的生活质量,促进健康发展和健康行为,实现医疗公平、减少疾病和残疾负担。

　　大数据已经渗透到医学科学的每一个领域。面对着"大数据时代"到来的挑战,临床医生、公共卫生医生、卫生管理人员和医学院校教师无不感到困惑、茫然和手足无措。其实大数据在医疗与公共卫生领域的存在和应用已有时日,如公共卫生监测网络,传染病报告系统和大型队列研究资料库所储存的流行病学数据,以及电子健康档案和电子病历中的临床数据。通过互联网、人工智能、分布式数据库、可扩展的存储系统和云计算平台实现数据全集成、全过程、全周期、智能化和多视图。大数据不仅仅是大量数据的收集,而且是通过对现有数据的分析和推断,将理论、实验、计算、仿真统一起来形成了新的密集计算,经过对海量数据的交换、整合、分析,发现新的知识,创造新的价值,带来新的发现。如何充分利用大数据、互联网与人工智能的优势,更新理念和技术,与时俱进,引领我国医疗卫生事业迅速发展,是当前我们需要认真思考的问题。

　　我们正处在学习与了解大数据的过程中,它既是一种资源,也是一种工具,它在给我们带来许多便利的同时,也平添了许多困惑。大数据拓展了政府统计收集数据的新渠道,赋予了统计科学新的内涵,颠覆了传统科学的思维方式,促进医学科学的发展进入新阶段。本书即围绕医学大数据的应用,从理论与应用两个层面进行深入的探讨,目的是让广大读者对大数据在医学领域的应用有所了解,更好地把握科学发展方向。

　　本书共包括七章,第一章是医学大数据概述,第二章是医学大数据的资源,第三章是医学大数据安全,第四章是医学大数据技术,第五章探讨了大数据在医疗领域中的应用,第六章论述了大数据在公共卫生领域的应用,第七章对医学大数据的未来进行了展望。

　　由于作者水平有限,加之技术发展日新月异,本书难免存在不足之处,恳请广大读者批评指正。

南阳理工学院　郭克磊

2021 年 1 月

目　　录

第一篇　理论篇

第二篇　应用篇

第一篇　理论篇

第一章　医学大数据概述

第一节　大数据时代的医疗变革

正如维克托•迈尔-舍恩伯格（Viktor Mayer-Schonberger）在其著作 *Big Data：A Revolution That Will Transform How We Live，Work，and Think* 中所表述的，医疗领域的变革同样存在于生活、工作与思维三点上，大致表现在以下两方面：一是为人类医疗集体经验的快速提升提供帮助，这种颠覆式创新将让每个人都成为控制自己疾病的主人；二是"取之不尽、用之不竭"的医疗数据创新是显性的，带来极具商业价值的产业效应。

一、医学大数据的研究内容

医疗的英文表述是 medical，有治疗、保健的意思，从字面理解，无非与疾病、药物、医生和患者有关，所以医学大数据研究的内容也应是这四方面，在数据库中知识发现（Knowledge Discovery in Database，KDD），从无知到有知，理解关系（relation）、理解模式（pattern）和理解原理（principle），并为医学"循证"提供完备的实用性数据证据。

1. *疾病*

疾病是生物在一定原因的损害性作用下，因自稳调节紊乱而发生的异常生命活动过程。多数是机体对病因所引起的损害发生一系列抗损害反应，表现为机能、代谢和形态结构的异常变化，从而导致体力减弱甚至环境适应能力丧失。

现代医学常规的疾病探测标准是"与人体正常形态与功能的偏离"，即测量人体的各种生物参数（包括智能），从统计学常态分布规律来判断是否异常，如计算均值或 95% 的健康个体所在范围，过高或过低，就是"不正常"，疾病就存在于这"不正常"的范围中。然而，正常人的个体差异和生物变异很大，有时这一规则并不适用。例如，一个长期缺乏体力活动的脑力工作者并不能适应常人能够胜任的体力活动，这不一定是有病；又如，智商大大超过同龄人的是天才，而并不是患者。另外，疾病是有致病因素的，但不一定是单一因素，它是一种完整机体的反应，引起的却是一定脏器的特殊变化。所以说，理解疾病是疾病预防与控制（disease prevention and control）的关键，是整个人类社会的美好愿景，中国古代"伏羲制九针""神农尝百草"等神话传说，也有力地证明了千百年来人们为了征服疾病所做出的不懈努力。

随着医学及其相关领域数据的海量累积，越来越多的医疗临床试验转变为搭建环境、使用工具和试验对象都是"数据"的数据试验，这为人们从一个全新的角度理解疾病提供了方法和手段。例如，基因测序这种应用大数据技术所实施的生物数据整合与分析，能对疾病进行"预知、预防而非单纯的诊治"；又如，使用慢性病演变分析，能从不同病程获悉慢性病的发生、发展和演变规律;再如,使用搜索引擎或挖掘动态社交网络模式,能对流行病进行追踪和预测,等等。

2. 药物

一般认为,药物治疗是医疗的一项重要内容。药物是指可以暂时或永久改变或查明机体的生理功能及病理状态,是一种用于预防、诊断、治疗或保健的物质。目前,包括化学合成药物和生物制剂等在内的处方药品就有 6 000 多种,如中药材、中药饮片、中成药、化学原料药及其制剂、抗生素、生化药品、放射性药品、血清、疫苗、血液制品和诊断药品等,另外还有无数的补充剂、草药和替代疗法。

药物不良反应(Adverse Drug Reaction,ADR),是患者在使用某种药物治疗疾病的时候所产生的与治疗无关的作用,通常来说,这种作用不利于患者的治疗,如副作用、毒性反应、变态反应、继发性反应、后遗效应和致畸作用等。不良反应是药物所具有的两重性之一,完全没有不良反应的药物是不存在的;同时,不良反应的发生也是有一定比例的,不是所有使用该药物的患者都会出现不良反应;每个出现不良反应的患者,其出现的不良反应表现和程度也不一定相同,存在着很大的个体差异。目前,大数据技术已被应用于发现各种药物组成成分的不良反应关联、某种药物在特殊人群中的差异或特异治疗模式等上。

另外,数据创新已经介入新药研发和联合用药等问题的分析。例如,连接到其他医疗数据源进行交叉比对,以某些临床试药组患者在后续时期用药问诊状况等,来反馈新药代谢、毒理或不良反应等;又如,关联分析具有交互作用的药物关系、用药变化与治疗手法关系,发现配伍禁忌、医生处方异常等。

3. 医生

患者、医院管理机构或保险机构,都对了解医生很有兴趣,希望获悉的内容有:教育背景、工作经历、所学专长、健康状况、行事风格和医疗态度等,以期降低医疗过程中的不确定性或潜在风险。然而,这些可能涉及医生个人隐私的信息并不是关键,最应该被了解的是医疗行为。这是因为,医疗行为的界定同时要满足两项条件,其一行为主体是医生,其二行为目的是诊疗疾病。那么,如何来了解医生的医疗行为呢?答案是:充分利用电子病历等医疗数据资源规范医疗行为。

电子病历并非是患者传统纸质病历的单纯电子化,而是实现病历信息的采集、存储、传递、表现和加工利用。挖掘电子病历数据,能从临床路径上用数据循证医学证据,建立起有关临床治疗的多种常规模式,并最终起到规范医疗行为的作用,减少变异、降低成本、提高质量,这无疑是有重要价值的。目前,美国医疗联盟(Partners HealthCare)已获得美国国家卫生研究院(National Institutes of Health,NIH)的一些项目,正在开展医疗服务质量跟踪研究,例如,交叉比对电子病历中的医嘱与用药记录,以发现医疗差错或不良医疗行为。当然,大数据技术在方法上比现在常用的自然语言处理(Natural Language Processing,NLP)有优势得多,例如,在使用去重算法剔除医嘱模板的基础上,找到医生的处方偏好等。

4.患者

患者是医院服务的主要对象,几乎所有医院在获取患者医疗体验信息的时候,都采用了自己或是相关方设计的调查问卷。这种调查问卷一般分为主观意见收集和客观满意度评分两类,很多时候,患者对结果中的主观部分经常草草作答并不愿意提供真实意见;而对客观部分的打分评价又无法反应患者的主观体验。因此,很多医院的医疗体验部门形同虚设。

当前,一些研究者已经开始关注到互联网,尤其是社交网络的社会影响力,希望从这里收集患者及其家属或朋友的相关评论,以了解其真实需求和偏好,再有针对性地改进某些医疗机构的医疗服务。不可否认,这是一个很好的方法,这种隐匿了身份的"虚拟"人在交流过程中所产生的观点、感情和社会关系,比现实的更真实,使用这些数据了解人际互动,更易于理解个体的行为态度倾向、感知行为控制和主观规范等问题。同时,使用这些数据的挖掘结果来改善现有的调查问卷问题设置,也不失为一个很好的方法。应当看到,只有了解了患者的真实体验,才能从根本上解决医患矛盾。

二、医疗服务的未来:你是自己最好的医生

在人类社会发展中,医疗也是其中的一个子系统,所以经济发展最终是需要考虑人的健康问题。

亚健康这个词产生于现代,特指现代人的一种身体状态,这是一种介于健康与疾病之间的临界状态,虽然没有明确的病灶,但精神萎靡、体力减弱、环境适应能力下降,如失眠、乏力、食欲差、易疲劳、心悸、抵抗力差、易怒、经常性口腔溃疡等。

现存的最早医学典籍《黄帝内经·素问》中就有"上工治未病"一说。当代名医陆广莘先生曾点评"上医治未病之病,谓之养生;中医治欲病之病,谓之保健;下医治已病之病,谓之医疗",即"上医"属于养生学,"中医"属于保健学,或称预防医学,"下医"才是现今理解的医疗。那么如何养生呢? 2010 年,北京中医药大学的程凯撰写了《你是自己最好的医生:经络养生的秘密》,这个特别的书名恰恰道出了该书的核心观点,这一观点点出了养生的核心。

简单来说,养生至少应具备三方面,即医学常识、急救知识和良好的生活习惯,这些都可以使用大数据技术逐步实现。例如,挖掘个人健康档案、医生医嘱和诊疗记录等,以获得个性化养生信息,从而降低健康维护和疾病预防的成本。应当看到,基于大数据技术的养生同时也是一个很有市场、具有商业价值的产业发展方向。

第二节　大数据的概念与医疗卫生的发展

一、大数据的概念

随着互联网的普及和发展,"大数据"这个术语越来越多地出现在大众的视野中。这个术语从 20 世纪 90 年代开始使用,约翰·马西(John Mashey)在 1998 年的一次特邀报告中首次提到这个术语，但直到目前为止，其还没有统一的定义，每种定义都只是反映大数据的特定方面。从数据的角度，大数据是指数据量规模太大或是过于复杂以至于无法使用传统的统计方法处理的数据集合；从作用的角度，大数据是指能够处理和分析大量且复杂数据的能力。

在 2001 年的一份研究报告中，麦塔集团（META Group，现并入高德纳资讯公司）使用 3 个"V"（volume、variety 和 velocity）来描述大数据的特点。此外，有些机构还在 3 个"V"的基础上增加了一个新的"V"（value），这成为大数据的第 4 个特点。

容量（volume）：海量的数据规模，人和机器产生越来越多的数据。2015 年全球的数字化信息总量为 8.6 ZB（Zettabyte，泽字节／十万亿亿字节），并以每两年翻一番的速度在增长。如何存储、查找、传输和分析这么大规模的数据成为需要解决的难题。

种类（variety）：多样的数据类型及数据源的多种多样。随着互联网、物联网、移动终端以及各种可穿戴设备等新一代信息技术的发展，产生了越来越多不同格式的数据，如文本、语音、图像、视频以及地理位置等非结构化数据，对于这些非结构化数据需要采用不同于结构化数据的数据分析和处理方法。

速度（velocity）：获取和处理数据的速度快，数据产生可以是实时的。每天在社交网络、购物平台以及各种监测系统等领域产生大量的数据，脸书网（Facebook）的用户每天会上传超过 9 亿张图片，阿里巴巴公司每天的订单超过 1 000 万笔，对于这些海量数据的实时快速摄取、存储、处理或分析是一个巨大的挑战。

价值（value）：数据被分析后能够体现出来的有用信息的程度。通过正确且准确的分析，数据将会带给人们很大的价值回报。

随着大数据领域的不断发展和完善，人们又提出了以下 3 个大数据的特性。

易变性（variability）：数据流具有波动性，每天、每个季度或是由某个事件触发后的数据流都会发生变化。

准确性（veracity）：数据的质量具有很大差异性，严重影响数据分析的结果。从各种渠道获得的海量数据往往含有大量的虚假数据、噪声和异常点，通常需要专门的数据清洗过程以保证分析的数据是真正有意义的。

复杂性（complexity）：数据的管理和处理变得复杂。随着数据源的增多，如何从不同的数据源中提取、关联、转换和传输数据变得具有挑战性。

二、医疗卫生信息化概念

信息化（informatization），从技术效果上看是将现实世界中的事物以数据的形式存储到计算机系统中，所以无论何种软硬件交替，留下的只有数据。

从概念上说，医疗卫生信息化是指在医疗卫生体系下构成的相关方，包括各层级医疗机构、卫生服务机构、医疗监管机构、医疗卫生服务人员等，利用信息技术，提高医疗卫生服务质量、加强医疗卫生行业监督监管、促进医疗卫生信息交流或知识共享，以此推动医疗卫生改革、发展和转型的过程。

因此,医疗卫生信息化是一种以提高健康服务为目的,兼有普惠性和成本效益的信息化过程,能够实现:使医疗卫生服务人员在任何时间、任何地点都能及时获取必要的信息,以支持高质量的医疗卫生服务;使公共卫生工作者能全面掌控人群健康信息,做好疾病预防、控制和健康促进工作;使居民能掌握和获取自己完整的健康资料,参与健康管理,享受持续、跨地区、跨机构的医疗卫生服务;使卫生管理者能动态掌握卫生服务资源,利用信息实现科学管理和决策,从而有效控制医疗费用,减少医疗差错,提高医疗质量。

三、医疗机构信息化发展

医疗机构信息化是以医院为重心的,而医院是一个典型的兼具劳动和知识双重密集型特征的机构。患者到医院就诊、住院乃至手术,一般需要经过一套十分复杂的诊疗流程才能完成,其中涉及大量物流、费用乃至复杂的诊疗信息的处理;医生为患者进行的诊断和治疗行为同样很复杂,经常需要采集大量的相关信息并借助专业知识进行综合分析,这种专业知识涉及基础医学、医学影像学、解剖学、药理学、病理学以及心理学等多个学科。信息化是以需求为导向的,医疗业务本身的复杂性直接决定了为其提供技术支撑的医院信息系统的复杂性。同时,医院的规模、专业特色和管理水平的差异,又加大了信息产品开发的技术难度和创新要求。

结合国际上统一的医疗信息化划分标准与我国特色,医疗机构信息化由以下部分组成。

(1)医院管理信息系统

医院管理信息系统,指以收费为中心的信息系统,其对门急诊的挂号、划价、收费、配药,住院患者的医嘱、配药、记账,以及医院的人、财、物等工作,实施计算机网络管理,对由各信息点采集的数据进行初步统计分析,并提供管理人员查询、管理和决策的功能。

目前,我国的大型医院基本建立了成熟的医院管理信息系统,其应用面仍在不断扩展,并且已逐渐开展无线技术和手持设备的应用等;中小型医院、社区卫生服务中心和乡镇卫生院均已开始部署建立医院管理信息系统。

(2)临床信息系统

临床信息系统,指以患者为中心的信息系统,其包括影像存档和传输系统(Picture Achiving and Commmunication System, PACS)、放射信息系统(Radiology Information System, RIS)、检验信息系统(Laboratory Information System, LIS)、病理信息系统(Pathology Information System, PIS)、手术室信息系统(Operating Room Information System, ORIS)等子系统,用来全面收集患者的临床信息,并通过医生工作站提供给医生。医生可使用电子医嘱录入(Computerized Physician Order Entry, CPOE)系统录入处方、医嘱和检查申请单,查询检查结果,以医疗文件"无纸化"来提高诊治的自动化。

目前,我国的大型医院正处于临床信息系统建设的高峰期,影像存档和传输系统等各子系统的部署和运营虽处于相对独立的阶段但已趋于成熟,在比较先进的医院已经开始进行系统的集成整合,以下对各子系统进行详细介绍。

①影像存档和传输系统是为实现对医学影像检查设备产生的图像数据进行获取、存储、

查询、管理、处理、显示、打印和进行异地通信的信息系统。

②放射信息系统是用来保存、传输患者的人口学信息、病灶图形图像等临床资料数据的信息系统,其内容涵盖了患者进入放射科开始的一切信息记录,涉及放射科的全部日常工作、病例统计和科研管理。具体流程:在做影像检查时,患者资料从医院信息系统(Hospital Information System, HIS)和 RIS 中传输到 PACS;临床医生在书写诊断报告或复查时,工作站除了显示患者图像,还能显示 HIS 和 RIS 中患者的各种临床记录,其可以即时在 HIS 中看到患者的检查图像,以达到信息共享;而对于曾有过影像检查的患者, RIS 能够将患者信息长期保存以备检索调用和前后对照。

③检验信息系统是用来处理实验室检验过程的信息系统,其通常会像 RIS 一样与其他信息系统(如 HIS)相连接,实现信息实时共享,以提高工作效率、降低医疗差错,是医院信息系统实现一体化管理的重要组成部分。

④病理信息系统主要是为了解决病理科的患者信息、科室信息及影像信息的数字化存储管理,除了能实现医疗信息资源充分共享外,还能在直接辅助医生诊断的基础上,间接提高医院的诊疗水平。

⑤手术室信息系统是用来处理医院手术科室相关数据的信息系统,一般通过对手术的安排、费用等情况的记录,实现与其他医院信息系统的数据共享。由于手术室信息系统投入成本较高、专业性较强,因而其目前在大型医院中应用较多,而国内其他一些医院则正在逐步建设和完善该系统。

目前,许多医院的临床信息系统已得到快速的发展和应用,在经济发达地区,越来越多的医院已开始全面应用电子病历(Electronic Medical Record, EMR)、全院 PACS,移动、无线的个人数字助理(Personal Digital Assistant, PDA)、平板电脑(tablet PC)、射频识别(Radio Frequency Indentification, RFID)、万兆网络、服务器集群等先进的系统和技术。这充分表明了近几年来我国医院信息化所呈现的健康和迅速发展态势。

目前,为配合国家医疗保障局开展的"以患者为中心,以提高医疗服务质量"为主题的医院管理年活动,各地各级医院纷纷加快了医疗机构信息化建设步伐,优化就诊流程,简化看病流程,实行挂号、检验、交费、取药等一站式付费,无胶片、无纸化服务,以减少患者排队挂号等候时间,逐步缓解"三长一短"现象(即挂号、候诊、收费队伍长,看病时间短)。

四、区域医疗信息化建设

在 2006 年中共中央办公厅、国务院办公厅印发的《2006—2020 年国家信息化发展战略》中,党中央、国务院明确提出医疗卫生等九大领域缩短城乡、区域和行业差距是全面建设小康社会、构建社会主义和谐社会和建设创新型国家的迫切需要和必然选择,可见,信息化战略已提升到现代化建设的全局高度。医疗卫生领域信息化建设更强调统筹规划电子病历应用发展,促进医疗、医药和医保机构的信息共享和业务协同,以满足医疗体制改革的需求。为实现这一目标,则需要在一定区域和范围内,以居民健康档案的建设和应用为中心,为医生、患者、医院管理机构、医疗支付方以及医药产品供应商等机构提供以数字化形式收集、存储、传输、处理医疗、卫生数据的业务和技术平台,并以此支持医疗服务、公共卫生以及卫生行政管理的决策过程。通过区域医疗信息化建设,可以将分散在不同机构的医疗与健康数据整合起来,从而满足与其相关的各种机构和人员的需要。

尽管中国绝大多数地区的区域医疗信息系统目前尚处于摸索和试验阶段,但在华东地区,区域医疗已基本建成了信息共享平台,实现了横向的数据整合。由上海申康医院发展中心牵头,实施的"市级医院临床信息交换与共享平台(即医联工程)"自 2006 年底启动建设,现已实现上海市 38 家市级医院临床信息互联互通,拥有 3 900 万份患者诊疗档案,是国内最大的患者诊疗库。在此基础上,上海市结合公共卫生信息平台建设,初步建成了上海市市民电子健康档案,涵盖六大类业务应用,包括:健康档案和检查检验报告网上查询、网上预约、慢性病全程管理、重复检验检查、用药智能提醒和院际协同医疗等。

第三节　医学大数据介绍

一、医学大数据的来源

最初应用于医学领域的大数据包括患者报告数据(大型流行病学研究数据)、管理类数据(如医疗保险数据)、临床注册数据和电子健康档案(Electronic Health Records,EHR)等。随后,其他类型的资源也越来越多地纳入医学大数据中,如生理计量(如体内植入医疗器械及可穿戴设备所捕获的生理数据)、病人报告(如标准化健康调查数据)、网络应用(如社交媒体)、医学影像、生物标志物数据(如各类组学数据)等。各类数据都有其优点和局限性。以下介绍几种常见的医学大数据来源。

1. 大型研究数据

在传统研究中,为关注那些较低发生率的临床事件,需要大型队列研究来实现。例如,为评价经冠状动脉介入治疗的冠状动脉疾病患者的支架内血栓形成情况,必须借助大样本研究才能进行有效分析。与其他终点事件(如支架再狭窄、血运重建、死亡、心肌梗死复发、出血等)相比,支架内血栓的发生非常罕见,大多数随机对照试验不足以捕获到这种危及生命的严重负性事件。瑞典自 2005 年在全国血管造影和血管成形术登记处(SCAAR)纳入了所有接受冠状动脉介入手术患者,记录接受经皮冠脉介入术(Percutaneous Coronary Intervention,PCI)治疗者的支架内血栓形成情况。通过这些数据,研究者能够计算特定 PCI 装置中支架内血栓形成的发生率,为合理使用药物洗脱支架提供了重要的循证医学证据。

2. 电子健康档案

传统 EHR 提供个体的门诊、住院或急诊等详细信息。理想情况下,EHR 会随着时间推移包含所有与医疗护理等相关的信息,其广度及深度逐渐积累,体量是无限的。越来越多国家在推广建设 EHR 系统,但 EHR 远未被充分利用。EHR 数据包括各种类型数据,从结构化数据(如药物处方、疾病并发症、实验室检测结果等)到非结构化数据(如手写病历记录、医嘱等),这一特征决定了不同 EHR 系统的集成是极具挑战性的。一些国家建立了一些大型 EHR 系统,其中包括基于人群的 EHR 系统、基于医院的 EHR 系统,以及基于疾病的 EHR 系统。EHR 的优势是通常具有标准化编码 [如国际疾病分类(International Classification of Diseases, ICD)疾病编码],连续性较好,每个国家地区均有,数据类型丰富,包含临床机构医疗全过程。其局限性在于数据时效性较差(需对数据进行后期标准化编码),某段时间或针对某病的数据不准确或不完整,缺少临床治疗详细信息,常局限于某一疾病 / 干预措施 / 医疗机构,个体更换保险公司或地址后信息中断等。

3. 生理计量数据

生理计量数据是指通过各种设备直接测量并接收的各种患者数据,如体内植入设备或可穿戴设备记录的心率、血压、消耗的热量、步行和锻炼时间等。例如通过对植入式除颤器进行远程监测,能够精确记录个体心房颤动的发生情况,降低休克的发生率。通过收集心脏再同步化治疗术后心力衰竭患者的监测数据,可以改善疾病的进展并提高生存率。由于各类健康测量设备的出现,未来将出现更多生理计量数据用于临床研究及实践。这类数据的优势在于可获得个体在医疗机构外的生理指标测量值,其局限性为尚未被广泛应用及捕捉到有意义信号的不确定性等问题。

4. 生物组学数据

各类组学如基因组、蛋白质组、代谢组、表观组等数据是一类潜在的结构化医学大数据。但由于目前这些数据如基因组或测序数据在临床实践中尚未被广泛使用,因此组学数据通常并未在 EHR 系统中记录而是独立存在的。为了充分利用医学大数据,目前一些大型数据库将疾病表型数据与生物组学数据相结合,从广度和深度不同层面对疾病进行研究,为临床实践提供了大量研究证据。随着组学技术在临床中的应用,未来的 EHR 数据中可能会包含生物组学相关数据。生物组学数据的优势在于包含个体特征信息,可用于精准医疗;其局限性在于易出现假阳性结果,缺少与其他类型数据整合的方法,以及可能涉及个体隐私信息的问题。

二、医学大数据的类型

医学大数据有多种类型。按照数据结构,可以分为结构化和非结构化数据;按照数据内容,可以分为 EHR 数据库、生物组学数据库、链接 EHR 及生物组学数据的复合数据集;按照数据采集策略,可以分为来源于人群的数据、基于医院收集的数据或与某种疾病相关的数据。基于不同的医学大数据采集计划,目前国内外已有多个大型健康数据集,其中一些对世界范围内的研究人员免费开放,在经过伦理委员会批准后即可使用。目前,在世界范围内纳入人群规模最大的三个医学大数据集为欧洲癌症和营养前瞻性调查(European Prospective Investigation into Cancer and Nutrition, EPIC)、英国生物样本库(UK Biobank, UKB)和中国慢性病前瞻性研究(Kadoorie Study of Chronic Disease in China, KSCDC;又称 China Kadoorie Biobank, CKB)。它们均为基于人群采集的数据,纳入人群样本超过 50 万,其中同时包含 EHR 及生物组学数据信息。

三、医学大数据的基本特征

同其他领域的大数据一样,医学大数据的基本特征一般也可以归纳为若干个"V"。随着对大数据理解的不断深入,研究者陆续提出大数据 5V、6V 甚至 7V 的概念。以下我们着重介绍医学大数据中常用的 6 个"V",即:规模性(volume)、高速性(velocity)、多样性(variety)、准确性(veracity)、价值性(value)、可视化(visualization)。

1. 规模性

规模性是指数据的体量浩大,通常在 TB 级到 ZB 级之间。随着过去 30 年数据存储技术快速发展、数据存储价格显著下降,以及数据获取便捷性的提高,医学大数据产生的速度越来越快。据估计,目前每两年产生的医学大数据总量相当于过去所有数据量的总和。举一个较为直观的例子:一页纸可记录的数据量约为 1 kB,1 GB 相当于 600 万本书提供的数据量,而一个常规三级医院每年产生的医疗相关数据量大约为 100 TB(1×10^5 GB,也就是 6 000 亿本书)。目前的医学大数据仅有一小部分已用于研究,仍有大量的数据有待开发利用。

2. 高速性

高速性是指大数据通常以数据流的形式动态、快速产生,具有时效性。因此,大数据的存储和获取必须解决"数据延迟",以实现其时效性。目前大数据的获取及查询一般通过点对点直接访问数据源,或访问定期更新和重组的数据来进行。"即时算法"或将成为未来实现大数据高速性的一种方式,即利用实时数据流,随时停止运算,随时返回有价值的结果。医学大数据的存储和分析速度是影响其性能的一个指标,在医学研究及临床应用中至关重要。

3. 多样性

多样性是指大数据包含各种类型和形式的数据(结构化和非结构化数据),且数据间存在复杂关联。既往大多数 EHR 数据是在事先设定的结构化电子表格或数据库中构建的。这些高度组织的结构化数据,如年龄、药物剂量、各类生理生化指标、组学数据等,易于处理和分析。相反,非结构化数据没有预先定义呈现模式,可以是文本形式,也可以是非文本形式(如影像数据),也可能来自社交媒体(如博客、推文等)。各类数据结构各异,存储形式也各不相同。虽然非结构化数据较难处理与分析,但包含了可能影响健康的各类社会和环境因素,如诊疗信息、社会经济状况等,可以帮助研究者获取个体相关的完整信息。大多数数据库管理系统可以通过各种技术对不同类型数据进行链接,即使在缺乏唯一个体标识的情况下,依然可基于可用的人口学数据开发复杂的概率算法来链接不同数据。

4. 准确性

准确性是指大数据通常为客观记录与收集,能反映真实世界的情况,但由于大数据普遍存在缺失、错误、模糊、延时,数据存在高噪声现象。另外,由于绝大多数与健康相关的数据最初产生的目的并不是直接用于医学研究或指导临床实践,如医疗索赔数据的最初目的是医疗计费与支付,网络博客最初的目的是为了社交。将这些数据应用于研究时其准确性尤其受到关注。在使用前，需要从多个方面对数据的准确性进行评价，包括：明确数据来源及可获得性；结合研究目的评估当前数据是否满足使用；评价数据的真实性，了解收集数据的意义和背景，并通过交叉验证尽可能从不同角度分析现有数据的可信度。

5. 价值性

医学大数据拥有巨大潜在价值，可以提高医疗质量与结局，它贯穿医疗实践的始终。目前医学大数据的应用领域主要包括：预测及识别高风险个体，群体健康管理，药物及医疗器械安全性监测，疾病精准分型及个体化诊治，临床决策支持，临床质量监督及绩效评价，医疗质量监督，公共卫生干预和加速生物医学研究。总体来说，医学大数据的应用也分为三个阶段：描述分析、预测分析和处方分析。基于处方分析，医学大数据应用的广度与深度可以无限延伸，应用前景巨大。

6. 可视化

随着数据体量及复杂性的增加，在利用医学大数据进行研究、交流及指导临床实践时，基于高密度数据的分析结果，越来越需要利用可视化来清晰地展示复杂的生物信息。在生物医学领域，可视化已经在基因组学、表观基因组学、转录组学、蛋白组学、宏基因组学，以及增强现实辅助手术中有了大量应用。通过数据及分析结果的可视化，可促进研究者对原始数据及研究结果的综合探索和整合，帮助其理解复杂的生物系统。

四、大型医学数据库介绍

下面介绍目前几个知名的大型医学数据库，并从覆盖人群、数据采集方式以及数据内容等方面讨论不同数据源的优缺点。

1. 北欧全民登记数据库

多年来，北欧国家建立了大量疾病和行政管理登记数据库。丹麦自 1645 年以来，所有的出生和死亡事件都在教堂档案中登记，并在 1769 年进行了第一次人口普查。第一个疾病登记——麻风病登记，于 1856 年在挪威启动，并在 19 世纪增加了死因、结核病和癌症的登记处。

丹麦于 1924 年建立了全国人口登记数据库，1968 年建立全民登记系统（Civil Registration System，CRS），其包含丹麦所有居民，并对每人赋予唯一识别编码（CPR），这保证了出生登记、死亡登记、医疗记录、教育记录以及经济收入等信息能在个体层面上实现互联互通。并且该个人识别码经过匿名化处理，既保证了个人信息不被泄露，又满足了数据二次整合的需求，因此 CRS 使整个丹麦人口构成了一个大型队列。CPR 可以整合丹麦死因登记库、丹麦国家患者登记库、丹麦医疗出生登记库、丹麦个人收入支付登记库、丹麦教育登记库、丹麦癌症登记库、丹麦精神类疾病研究登记库等。

有别于其他国家，北欧全民登记系统允许个人层面上数据相互关联，因此北欧国家可以视为一个拥有 2 500 万人口的全民队列。由于传统的原始数据收集方式成本和复杂性极高，所以现有的登记数据库是许多流行病学和临床基础研究的替代数据源。与使用传统的原始收集方式收集数据并研究相比，二次利用登记数据库进行医学研究拥有许多优势。

但是通过登记数据库进行研究同样存在局限性。由于数据采集不受研究者控制,因此难于进行数据质量控制。另外,登记数据库中包含的变量也制约了研究所能包含的内容。

在国家登记数据库的基础上,研究者可以追溯每个个体的生命轨迹,进行覆盖全生命周期的研究。并且通过出生登记数据库,研究者可以识别父子与母子关系,在全国范围内进行家系研究。

2. 美国医疗保险数据

美国国会于 1965 年通过立法,建立医疗保险和医疗补助计划(Medicare and Medicaid programs),该法案为贫困程度较低但仍需要医疗费用援助的老年人提供医疗援助。自 1966 年首次实施到现在,Medicare 覆盖了美国 98% 的 65 岁以上老年人,以及因残障需要社会保障的人。Medicare 传统上由两部分组成:医院保险(HI),也称为 A 部分,以及补充医疗保险(SMI),也称为 B 部分。Medicare 的第三部分,有时称为 C 部分,是 Medicare+Choice 计划,由 BBA(公共法 105-33)建立,参保人可同时选择私营医疗保险计划。当 Medicare 于 1966 年 7 月 1 日开始时,大约有 1 900 万人参加。2000 年,大约有 4 000 万人参加了该计划的 A 部分和 B 部分,其中 640 万人选择参加 Medicare+Choice 计划。Medicaid 作为美国联邦资助计划的医疗延伸制定,为穷人提供现金援助,重点是残疾人和老年人。然而,多年来,其医疗补助资格范围已经在逐步扩大。20 世纪 80 年代后期,Medicaid 向更多的低收入孕妇、贫困儿童和一些没有资格获得任何现金援助计划的人员提供医疗补助,是美国最贫困人口医疗和健康相关服务的最大资金来源。

由医疗保险和医疗补助计划服务中心(Centers for Medicare & Medicaid Services,CMS)管理的 Medicare 和 Medicaid 管理登记与索赔数据,是二次利用管理型数据进行医学研究的重要资源。DA(Data Administration)是 CMS 的数据管理中心,负责引导和监督使用者完成 CMS 数据资源的创建、使用和维护,提供使用指南和 CMS 数据标准给数据分析师,并为新的软件开发项目执行数据建模任务。根据美国联邦法律法规和 CMS 政策,CMS 与数据使用申请方签订数据使用协议(DUA),以披露受保护的医疗健康相关信息(PHI)和(或)个人身份信息(PII),以确保数据申请者遵守 CMS 隐私和安全要求以及数据发布政策。

CMS 的数据文件根据 DUA 以及请求过程所需的审核级别,分为三种不同类别。①可识别数据文件(IDF):包含 PHI 和(或)PII,使用请求需要通过 CMS 的 DUA 并由 CMS 的隐私委员会审核,以确保数据覆盖人群的隐私得到保护,确保提供的数据是研究项目所需的最小数据集。②有限数据集(LDS):LDS 文件也包含 PHI,但不包含健康保险流通与责任法案(HIPAA)隐私规则中定义的个体标识变量。LDS 文件可供研究使用,使用请求必须通过 CMS 的 DUA,但不需要隐私委员会审核。LDS 文件以 100% 或 5% 随机样本文件的形式提供。③公共使用文件(PUF):PUF(也称为不可识别数据文件)不包含可用于识别个人的信息。一般而言,PUF 包含有关 Medicare 受益人或提供者使用的汇总级别信息。PUF 的使用请求不需要 DUA,具体数据申请和使用流程可以参见 CMS 的研究数据指导中心(Res-DAC)网站。

CMS 为研究人员提供了数据、统计和系统支持,推进 Medicare 与 Medicaid 管理登记与索赔数据在医学研究中的应用,下面我们介绍数据使用的范例。

（1）慢性病数据仓库（Chronic Conditions data Warehouse,CCW）

CMS 的数据分析部门为研究 Medicare 覆盖人群的慢性病分布及变化趋势,利用 Medicare 的登记与索赔数据建立了慢病数据仓库（CCW）。CCW 包含下面 21 类慢性疾病:酒精滥用、药物滥用、阿尔茨海默症和相关的痴呆症、心力衰竭、关节炎（骨关节炎和类风湿关节炎）、肝炎（慢性病毒性乙型与丙型肝炎）、哮喘、艾滋病病毒感染／艾滋病、心房颤动、高脂血症（高胆固醇血症）、自闭症、高血压、癌症（乳腺癌、结直肠癌、肺癌和前列腺癌）、缺血性心脏病、慢性肾病、骨质疏松症、慢性阻塞性肺疾病、精神分裂症和其他精神疾病、抑郁、卒中、糖尿病。CCW 中整合了居住区域、性别、年龄、种族、社会经济状态等个人信息。在 CCW 上可对 Medicare 覆盖人群的慢性病情况进行深入分析,研究慢性疾病对其他疾病发病与入院治疗的影响。

（2）SEER-Medicare 癌症关联数据库

1998 年起,CMS 开始监控 Medicare 提供的医疗质量,通过了医疗保险健康结果调查（Medicare Health Outcomes Survey, MHOS）计划。MHOS 计划旨在收集有效、可靠、有临床意义的健康结果数据,包括功能状态、共患病、症状和健康相关生命质量（Health-Related Quality Of Life, HRQOL）。2007 年 MHOS 计划覆盖约 830 万患者,占 Medicare 覆盖人群的 19%（U.S. Department of Health and Human Services, 2008）。MHOS 数据提供独特的评估癌症患者生命质量的机会,美国国家癌症研究所（the National Cancer Institute, NCI）和 CMS 合作,将 MHOS 与癌症登记数据进行关联,建立了 SEER 计划。SEER 计划收集目标人群中的所有新发癌症（事件）,该计划建于 1973 年,现覆盖美国人口的 26%。SEER 登记患者的年龄、性别、种族和婚姻状态等个人信息,采集癌症患者的诊断年月、部位、分期和分型,收集手术、放射治疗和化学治疗信息,并且随访患者的转归情况。自 1998 年以来,CMS 已经进行了 10 个基线调查和 8 个后续调查。1998—2001 年间,回应 MHOS 且 2 年后有随访记录的调查对象构成了 SEER-MHOS 数据库,该数据库与医疗保险登记数据关联。主要的 MHOS 调查包含与人口统计学相关问题、社会经济地位、健康问题、功能状态 [日常生活活动（Activities of Daily Living, ADL）] 和疾病症状,并且通过 SF-36 量表进行 HRQOL 评估。使用算法根据患者的社会安全号码（SSN）、性别、姓名和出生月份将 SEER 与 Medicare 的注册文件相匹配,93% 的 65 岁以上的癌症患者可以与 Medicare 的登记数据相匹配。MHOS 中与 SEER 关联成功的调查对象是癌症患者,未与 SEER 关联成功的调查对象是对照组。SEER-MHOS 是建立在癌症登记、Medicare 保险以及 MHOS 健康调查之上的关联数据库,为与癌症相关的研究提供了独一无二的资源。SEER-MHOS 的覆盖人群使研究人员能够探索癌症幸存者群体间的疗效差异（例如手术或放射治疗）以及与无癌症人群间行为习惯差异（例如吸烟）。并且 SEER-MHOS 数据的大样本允许研究者对重要因素进行分层分析,如年龄、种族／民族和社会经济地位。SEER-MHOS 数据集为收集老年人的癌症相关数据提供了一种强大而有效的方式,是 Medicare 保险数据库二次利用的经典范例。

3. 单中心重症监护数据库

单中心重症监护数据库(Medical Information Mart for Intensive Care，MIMIC)是典型的以医院电子病历系统为基础建立的大型单中心医疗数据库,包括在大型三级医院重症监护病房患者的入院信息。2003 年在 NIH 的资助下,该数据库由马萨诸塞州波士顿的 Beth Israel Deaconess 医学中心、麻省理工学院和麻省总医院共同建立,数据包括生命体征(例如连续观测的脉搏、呼吸、体温、血压等)、药物、实验室检测、医护人员的观察记录、体液进出量、操作编码、诊断编码、影像报告、住院日期、死亡数据等。该数据库支持包括学术和工业研究、医疗质量改进和教学等在内的应用。

第四节 医学大数据面临的挑战

医学大数据有巨大的应用前景,但大数据在医学领域的应用仍处于起步阶段。如何构建稳定的数据生态系统,如何考虑研究中的伦理问题,如何促进研究组间的广泛合作,如何对医学大数据研究进行充分评价,都是医学大数据应用中所面临的问题。只有解决了这些问题,才能实现在医学领域对大数据的充分挖掘和利用。

一、构建稳定的医学大数据生态系统

计算机技术的发展使得数据存储越来越容易,但如何整合各类数据,构建稳定生态体系,维护其长期运行,还需要整合各方资源,构建创新发展模式。

1. 数据的标准化与共享

目前医学领域各类大数据散落分布在各类机构(如医院、保险公司、制药企业、政府部门等)中。研究者希望能整合各类数据进行研究。处于竞争地位的各数据所有方由于考虑到数据所有权、数据安全性以及个人隐私规范等问题,限制了数据的通畅对接与共享。即使在同一机构内,不同类型数据存储在不同位置,如医院门、急诊数据可能与住院及 ICU 数据分开存放,放射与病理检查数据更是存放在不同的系统而与其他数据无法对接。数据存放格式不统一,大部分数据为非结构化数据,很难用查询语句直接访问。正是基于这样的环境,目前研究者大多只能利用现有数据进行研究,而无法与其他数据整合后进行研究,因此大大限制了医学大数据的研究效能。MIMIC 数据库为整合单个医疗机构的各类资源提供了良好典范。将不同类型数据进行整合,需了解不同数据的使用特征,对数据进行再设计与标准化,进一步利用数据间的共同特征(Common Ground 模式),将不同来源的数据进行连接。

2. 整合各种资金支持

构建与维持整合型数据库需要大量工程技术人员的支持,但支持相关技术人员的费用并不是所有机构都能负担的。即使每单位增加的数据所需花费不多,但在建设数据中心初始聘用专业数据科学家就需巨大的费用。在数据维持阶段,花费包括发现(finding)、获取(accessing)、交互(interoperating)、再利用(reusing)这四部分内容。如目前美国国家卫生研究院资助的 50 个大型医学数据项目每年的预算均在 1.1 亿美元,这只反映了未来数据发展所需花费的冰山一角。目前的医学数据中心如 MIMIC,STRIDE 等,都是由高收益的大型医疗机构构建的。长远来看,仅利用医学界的资金不足以支持大数据平台,应充分整合不同行业资金,发展公平有效的资金资助模式及合作机制。综合数据生产、维持、使用、出版及其他行业的共同努力,维持医学大数据生态的稳定。

　　3. 借鉴商业发展模式

　　整合与利用医学大数据资源可能需要借鉴商业化运作模式。如采用免费增值模式(freemium model),基础数据免费获取,附加服务需要付费。增值服务产生的费用可维持系统的运行。这种模式在许多商业软件内广泛应用,医学大数据领域可加以借鉴。但在该模式应用前需回答两个问题:是否对营利性和非营利性机构使用相同的收费标准? 哪方应获得付费部分的知识产权? 另一种潜在可行的商业模式是订阅模式(subscription model)。这种模式最初应用于杂志与新闻领域,用户支付订阅费用后可获得相应的权限。在这种模式下,数据资源仅对订阅用户开放,但潜在问题就是背离了数据共享的原则。

二、医学大数据研究中的伦理考虑

　　1. 数据安全问题

　　出于对个人隐私信息的考虑,数据安全性一直是医学大数据研究中关注的焦点。即使万分谨慎,患者隐私信息泄露的风险仍持续存在。如得克萨斯西顿医院以及安森医疗保健公司,均因遭受网络攻击导致患者/参保者的个人信息遭到泄漏。去个人标识成为大数据研究的一个必然选择。2012 年,继葛兰素史克首次公开去个人隐私研究数据,多家医药企业成立了临床研究数据协作组,共享去个人标识的临床研究数据,研究者可以申请获取这些数据进行深入研究。即使使用了去个人标识数据,在数据安全性得以保障的前提下,仍有可能再次识别到个体患者。如对某种罕见疾病的研究,利用特定年龄和特定入院日期仍能识别出具体的患者,暴露其相关信息。在大数据研究中应时刻注意安全规范,基于伦理学考虑,保护研究对象个人隐私免遭泄露是医学大数据研究者应承担的责任。

　　2. 研究对象知情同意

　　与传统研究不同,医学大数据研究没有明确的知情同意过程。理想情况下,所有研究对象都应决定是否愿意贡献自己的健康数据参与研究,研究者有责任解释参与研究的风险与获益。对于可能暴露患者信息的情况(如针对罕见病或某次传染病暴发的研究),研究者应该主动联系潜在的患者或其代表,获取他们的同意。对于大多数研究,数据的采集是自然发生的,并未给患者带来额外负担,如果大数据研究确实有助于医学发展,在确保个人隐私不被泄露的前提下,作为获益群体中的个体都会愿意贡献自己的数据参与研究。

三、医学大数据研究需各领域广泛合作

　　医学大数据研究从数据的整合、获取、分析,到研究结果的解读公布、临床应用,都需要各领域通力合作。医学大数据研究的最终目的是利用数据中的信息解决医学问题。临床专

家与数据科学家合作,更有利于发现实际待解决问题,确定研究方向,获得有意义的产出。另外,利用样本量优势保证研究效能是大数据研究的基本特点。研究组间的数据分享与合作显得至关重要。既往国际大型协作组利用组学数据在多个疾病病因研究方向获得的巨大成果是医学大数据研究值得借鉴的经验。未来不同研究组间合作面临的最大挑战也许不在技术层面,而在社交层面。

四、缺乏评价医学大数据研究的科学证据

医学大数据研究结果的可靠性仍需验证。对大数据研究持怀疑态度的观点认为,大数据研究结果仅仅是由于较高的研究效能而识别的并无临床意义的结果,将会误导医学研究的关注点和资金投放。然而,传统研究方法 [如随机对照试验(RCT)] 确实存在一定局限性,大数据研究结果有必要作为补充。支持大数据研究的观点认为,医学大数据有广泛的应用前景,但目前缺少对医学大数据研究结果有效性的评价。有研究者建议创造更加开放、互相学习的大环境,通过合并各种数据进行更高效的研究,或同时利用不同数据开展相似的研究以评价结果的可靠性。另外,大数据研究最终目的在于提高医疗效率、改善医疗结局。医学大数据研究结果应用于临床的效果也需要科学评价。未来只有在证实了研究结果的可靠性和实际应用效果后,医学大数据研究才能真正应用于临床实践。

第二章　医学大数据的资源

第一节　领域内数据资源

医学领域内的数据资源,按照类型分大致有电子病历、医学影像、临床检验数据和医患行为数据这 4 种。需要指出的是,这些数据对象都是种类异构、属性复杂的,可能是记录、向量、模式,也有可能是事件、案例、样本、观测或是实体。

一、电子病历

美国医学研究所从 1991 年开始研究电子病历(Computerized Patient Record or Electronic Medical Record, CPR or EMR),并于同年出版了《电子病历:一项基本医疗保健技术》(*The Computer-Based Patient Record: An Essential Technology for Health Care*)一书;随后联同 Markle 基金会及全美 13 家医疗卫生机构和信息技术组织,共同向美国国会提交了"建立由政府主导、具有统一标准的电子病历网络系统"的建议,此项建议的目的在于:确保就诊患者的信息及时传递,减少医疗失误。2003 年 7 月,美国卫生与公众服务部宣布采取两项新举措来推进全国电子病历系统:①委托医学研究所设计开发一个标准的电子病历模型,并由美国卫生信息传输标准(Health Level 7, HL7)标准化组织评估后免费提供给各医疗机构共享;②购买医学词汇系统(Systematized Nomenclature of Medicine, SNOMED)的许可证,使其在美国全境使用不再付费。2003 年底,美国前总统乔治·沃克·布什签署了《医疗处方药改善与现代化法令》(Medicare Prescription Drug Improvement and Modernization Act,简称 MMA 法令),明确要求医疗保险与医疗救助服务中心制定电子处方标准作为广泛应用电子病历的第一步。2009 年,为缓解金融危机所导致的急剧经济衰退,美国在《经济复苏与再投资法案》(America Recovery and Reinvestment Act,简称 ARRA 法案)确定的 7 870 亿美元救市资金中,专门为电子病历预留了 360 亿美元。目前,世界各地的医疗机构在规范电子病历的同时,已将信息化延伸拓展到 EHR 领域。

由此可见,电子病历是基于使用标准术语和知识本体的,同时由于疾病和患者的多样性和复杂性,电子病历数据是以文本为主的,在分析这种数据时采用的算法必须是可伸缩的,并且在处理时应考虑这种半结构化或非结构化数据之间复杂的联系问题。当前,这种数据的分析一般以基于证据的医疗保健范式为主,文本挖掘以分析可扩展标记语言(XML)为主,其为解决电子病历中理解庞大信息流的语义、异构系统之间数据类型多样性和复杂性提供了较为理想的解决方案。

二、医学影像

医学影像,是由德国物理学家威廉·伦琴(Wilhelm Rontgen)在 1895 年发现 X 射线后开启的,是一种以非侵入方式取得人体及其内部组织影像,并实现逆问题推演的多技术与处理过程。这种逆问题推演,即从结果(观测影像信号)推出成因(活体组织的特性);而这里的多技术则包含了影像诊断学、放射学、内镜、医疗用热影像技术、医学摄影、显微镜、脑波图与脑磁造影技术等多种内容,例如,属于影像技术的 X 线摄影(radiography)、血管造影(angiography)、心血管造影(cardiac angiography)、计算机化断层显像(Computerized Tomography, CT)、牙齿摄影(dental radiography)、荧光透视法(fluoroscopy)和胸部肿瘤 X 线照相术(mammography)、伽马射线的照相机(gamma camera)、正电子发射断层扫描(Positron Emission Tomography, PET)和单光子发射计算机化断层显像(Single Photon Emission Computed Tomography, SPECT)、核磁共振成像(Nuclear Magnetic Resonance Imaging, NMRI)、磁共振成像(Magnetic Resonance Imaging, MRI),属于超声技术的医学超声检查(medical ultrasonography)、属于光学摄影的内镜检查术(endoscopy),以及属于复合应用的正电子发射计算机化断层显像(Positron Emission Tomography with Computerized Tomography, PET-CT)、单光子发射计算机化断层显像(Single Photon Emission Computed Tomography with Computerized Tomography, SPECT/CT)。

自 20 世纪 70 年代以来,临床信息系统及其子系统影像存档与通信系统的普及与推广,使医学领域累积了大量的医学影像数据资源,这种数据是以图像为主的,具有高分辨率、高维度和高稀疏性,表现出数据的海量性、图像特征表达的复杂性等特点,其主要特征有三种:一是灰度分辨率高,普通灰度图像中的颜色特征已不再适用;二是有很多计算机重建图像,例如,CT、MRI 等的成像原理是基于人体组织的密度差异,这些都需要经过计算机重建;三是人体解剖区域的客观表达是有其特定医学含义的。

目前在这一领域,医学图像诊断仍主要依靠医生个人的临床经验进行判断,即通过肉眼观察图像中的病变区域实现临床诊断,这种方法存在的不足:一是,信息利用率不高,这些医学图像中一般存在人眼无法分辨的图像信息;二是,容易出现误判,并带有很大程度的个人主观性,同一张医学图像,不同的医生可能会有不同的诊断结果,发生误诊或漏诊是可能的。因而,如何更为有效地利用医学影像数据资源,使临床诊断更科学、客观和准确,一直是技术难点。大数据技术能在此提供帮助,例如,在图像数据集中,提取图像之间的关系、图像与字符数据之间的关系、图像中各实体之间的相互关系以及其他模式或关系等,具体地说,就是从图像中提取能代表区分该图像结构内容的特征向量,对这些空间特征进行比较,分析它们之间的距离或相似关系;并通过对图像内容的分析、索引、摘要、分类和检索等操作,进一步发现隐藏知识。

三、临床检验数据

现代的医疗模式,是一种针对已有症状或体征开始用药的被动处理方式,所以要在预先了解患者的临床症状和体征的基础上,结合性别、年龄、身高、体质量、家族疾病史,采用检验结果来确定药物和使用剂量。从这一角度来说,临床检验同样至关重要,其采集的是患者的临床表现,是直接面对疾病和患者的。

在临床信息系统中,检验信息系统是一个独立的子系统,能通过工作站将数据提供给医生、护士和实验室检验员。常规临床检验需要查验的项目有七八百种之多,按照不同体液可以被分为许多类别:血液类的血液常规检测、溶血与贫血检测、出血和凝血检测等;排泄类的尿液检测、粪便常规检测、痰液检测等;组织细胞液类的关节腔液(滑膜液)检测、浆膜腔液检测、下丘脑-垂体激素检测等;激素等免疫类的甲状腺激素检测、甲状旁腺激素检测、肾上腺激素检测等;其他还有心肌蛋白和心肌酶检测、肝功能检测、肾功能检测、皮肤科病理检测等。

现有研究一般是以统计方法建立各种指标的正常值和临床意义,如进行定性数据量化处理、属性范围变换、统一量纲等,使用数据挖掘方法的,也较多以数据属性的相关性分析为主,如采用熵增益技术,计算熵增益值并与最小信息增益阈值比较,从而决定属性的有用性。

应当看到,从时间序和空间序上对此类数据进行清洗和转换,针对某一地区医院,或者是某种疾病,又或者是某个患者群体进行关联,能分析出更有价值的信息,如在识别疾病上,针对各种临床检验数据得到某种病症的完整演化规律,以帮助建立诊断规则,提高医生诊断准确率。举个例子来说,糖耐量检验数据是为了进行糖尿病诊断进行采集的,对其进行分析能了解不同患者的糖尿病病程,以帮助临床用药;若结合微蛋白尿等检验数据能获得是否并发肾病的先兆。

四、医患行为数据

医患行为数据是一种散存在领域内的数据资源,在分析和挖掘之前通常需要进行数据抽取和数据清洗,这种数据属于用户行为数据。

目前,这些数据在商业领域比较受到重视,被广泛用于对用户兴趣或偏好的理解,以及根据这种理解发布的精准广告和数据营销等。例如,各种电子商务企业很在意用户在其网站上发生的所有行为,如浏览、搜索、打分、点评、加入购物车、删除购物车、维护、参与团购、使用减价券和退货等,甚至还关注到这些用户在第三方网站上的行为,如比价、看相关评测、参与讨论、在社交媒体上的交流、与好友互动等,借此来了解用户,从数据中区分用户的个性和共性,分析用户行为规律、发现用户行为模式,以此来提升用户体验。

笔者认为,从数据角度分析社会伦理问题是未来的一个方向,在医疗领域,既可以找到患者的满意与不满意的临界点,又能帮助解读医生及其他医务工作者的工作。若按照时间或空间维度展开,这种连续的行为数据将逐步替代传统的"问卷调查"用以研究动态的人际交流及其演化,如不同特征的患者对行为态度倾向、感知行为控制、主观规范、内容的接收意愿以及表达方式的接受意愿等。特别地,大数据技术能基于医疗领域内的医患行为数据,佐以互联网数据以及跨领域关联人口、环境、气象等多源跨库海量数据,找到医患关系之间各种影响因素的关联关系,从而在不同环节上提出解决方案。

第二节　行业相关数据资源

与医疗有关的行业有政府、教育和商业。政府是医疗的主管部门,除了负责管理一个国家或一个地区的医疗卫生与保健外,还应涉及协调医疗服务机构、医疗保险机构和医药生产与销售企业之间的关系;教育主要指的是医疗从业人员的教育、培训,同时也与医疗或医学科研相关;所涉及商业行业大致有三大主体,分别是制药行业企业、医药销售企业和医疗保险机构。

所以说,这些医疗行业相关数据资源应包括医保政务、医学文献、制药行业和医药销售等四部分内容。

一、医保政务

医疗保险制度,是一种为解决居民防病治病问题而筹集、分配和使用医疗保险基金的国家或地区制度,其同时也是目前世界上比较通行的一种卫生费用管理模式。西方国家社会保险制度的确立,大多是从医疗保险起步的。最早的德国,1983年便颁布了《劳工疾病保险法》,其中规定"某些行业中工资少于限额的工人应强制加入医疗保险基金会,基金会强制性征收工人和雇主应缴纳的基金",这一法令标志着医疗保险作为强制性社会保险制度的产生。

当前,以资金使用为核心的医疗保险,在世界各国均面临较为严重的欺诈与滥用问题。

医保数据具有保险数据的特征,其特点是数据类型多、动态性和数据量大,同时既涉及医疗服务机构,又涉及医保中心,可能使用不同的数据库,导致这些数据是异构的、属性是复杂的。

大数据技术介入医保数据领域后,除了能帮助政府加强管控资金风险的管理水平,还能善加利用疾病、药物、医生和患者等信息,改变现在医保信息系统大多只能录入、查询、修改和简单统计的状况,对疾病的诊疗和医学研究都是非常有价值的。例如,使用异常检测等算法,筛选异常处方,以有效遏止大处方、人情方、检查比例高和医保卡重复使用等所导致的医疗费用虚假增加问题。

另外,必须指出的是政府删除或隐匿部分隐私、适时开放所拥有的这一领域公共数据,能为培育一批数据创新中小企业提供帮助。比如在美国,一家名为 Predilytics 的初创公司将机器学习方法运用于医保政务领域,针对医保索赔、医疗处方、临床试验、合格证明、呼叫中心、电子病历或护理操作等数据进行偏差检测,其声称所用方法较传统基于规则的统计回归模型分析深度要高出 1~3 倍,可以在无须人工干预的前提下进行调优,并在 2012 年 9 月,由此获得了由 Flybridge Capital Partners, Highland Capital Partners 和 Google Ventures 提供的 600 万美元 A 轮融资。

二、医学文献

文献数据始终是海量的,医学文献数据也不例外。目前被公认为全球最大、最权威的生物医学数据库是美国国家医学图书馆(National Library of Medicine, NLM)主导的 PubMed(http://www.ncbi.nlm.nih.gov/pubmed),其收录 1950 年以来 70 多个国家(43 种语种)近 5 000 种生物医学期刊,涉及基础医学、临床医学、药理学、精神病学、心理学、兽医学、牙科学、护理学及卫生教育和卫生服务管理等各个学科。而在我国,中国医学科学院医学信息研究所开发的中国生物医学文献数据库(China Biology Medicine disc, CBMdisc;www.sinomed.ac.cn)较大,共收录了自 1978 年以来 1 600 余种中国生物医学期刊,以及汇编、会议论文的文献记录,总计超过 400 万条记录,年增长量约 35 万条(这里的 1 条记录即 1 篇医学文献)。

在以前,图书情报学研究文献数据,主要靠的是分类检索方法。这种方法虽然在一定程度上方便了文献查找和藏书组织,但同时导致了文献数据集繁多、数据量巨大和数据格式异构等问题,所以,日常的文献查找工作和引文分析仍旧主要依赖人工,既枯燥烦琐又费时费力。

现在,有很多有识之士在医学文献检索方面进行数据创新,如使用文本挖掘工具来增强语义功能和 HTML 标记机制,举例来说,德国欧洲分子生物学实验室就在 Reflect(http://reflect.ws)中使用了外部服务插件对基因、蛋白质或小分子进行标注,以帮助将其链接到相关的外部数据条目;PLoS One 期刊的热带疾病文献数据集,拥有一个引文本体(Citation Typing Ontology, CiTO),除了能对每篇文章进行引文分析如背景、知识先例和驳斥等外,还实现了摘要统计、参考文献可重排、链接其他研究文章,以及与谷歌(Google)地图的数据融合等。

三、制药行业

制药行业一直被视作是产业经济发展中的特殊门类,这是因为其研发费用所占销售额的比例远远高于其他行业,所以被广泛认为是一个"技术驱动和创新驱动的部门";同时,制药行业企业较倾向于和学术界(如大学医学院、医疗服务机构或公共医疗研发部门等)保持更多联系,以获得外部技术和知识的来源和转移。

大数据的介入对制药行业至少将有两大促进作用,其一是加速新药研发速度,以 H7N9 型禽流感为例,2013 年 3 月底,上海和浙江发现了这一病例,仅在一个多月后的 5 月 1 日和 5 月 4 日,就分别有两家美国生物公司 Greffex 和 Protein Sciences 宣布已成功研发疫苗,这代表了未来疫苗研制的方向,即利用基因数据分析找出病毒特征,将这些特异基因片段插入腺病毒载体生成蛋白疫苗;其二是缩减新药上市周期,即链接到其他医疗数据进行关联分析,可能发现临床试药组成员在后续一定时期内的新药代谢、毒理或不良反应等状况。

另外,制药行业企业与医疗服务机构或公共医疗研发部门等的数据资源共享和利用,能实现从药品角度找到各种疾病（特别是慢性病）的演化规律，在这方面的数据创新包括但不限于：疾病医疗路径挖掘、疾病演变分析、疾病联合用药分析、特异疾病挖掘、疾病间的联系等。

四、医药销售

传统的医药销售渠道不外乎两种：医药报刊、药品交易会。随着医药行业竞争的加剧和互联网的发展，很多企业选择了投入少、收效高的医药网站。这是近两年发展最快的一种形式，仅以中国为例，提供医药招商信息服务的网站就有 300 多家，而且这一数量还在不断上升。但是，企业通常为了取得良好的效果，一般采取以下三种方法：一是采用软件模拟实际流量刷新网站浏览量，以此来提高排名；二是向百度或谷歌等大型搜索引擎付费，获得搜索结果较为靠前的位置；三是雇佣"水军"，加大网站信息更新，如点评量等。可以看到，这些方法的成本是高昂的。

当前，有很多医疗销售企业使用搜索引擎这一初级数据产品（如搜索引擎关键词"颈椎病"）获悉频次，来得到某一地区该种疾病的发生发展趋势，以增加相关药品广告投放，来提升销售额。

应当看到，在未来大数据介入的医药销售，将是一种数据营销，这是一种适度营销活动，除了能从市场定位、商业洞察和客户评估角度了解消费者真实需求外，还能在产品还未上市前进行市场提前培育或按照消费者要求实现功能微调，以取代以往产品上市前昂贵而规模较小的市场调研。例如，进行患者人群分类分析，为解析潜在医药产品顾客提供一个独特视角，从用户兴趣、行为或表现等方面进行综合考量，聚合不同人群，先抽象出某一人群的特质以形成专属人群分类属性标签，如某种疾病，对这些人群进行行为分析并实现消费路径跟踪。

第三节　学科相关数据资源

与医学相关的学科有很多，如生物、化学等，另外由于有机高分子是生物体存在的最基本形式，材料学也与医学相关，很多高分子材料被用于医疗用品的研发。

在这里，笔者将从数据角度去分析一些能被用于医疗研究的相关学科，如人口学、资源与环境科学，当然不得不提的是生命科学。

一、生命科学

生命科学现在有两个分支，即计算生物学和生物信息学，前者是模拟生物系统怎样运转，如一个细胞的代谢路径，或是一个蛋白生成的方法；而后者则从许多不同的实验中收集和分析数据。

基因数据所来源的人类基因组计划（Human Genome Project，HGP）严格算起来应该属于生物信息学的研究范畴。1990 年，该项预算达到 30 亿美元的计划，由美国、英国、法国、德国、日本和我国科学家共同参与，按照这个计划的设想，2015 年能解构人体 10 万个基因的 30 亿个碱基对的秘密，其是人类为了探索自身的奥秘所迈出的重要一步，是继曼哈顿计划和阿波罗登月计划之后，人类科学史上又一大工程。然而，如何对这些基因数据测序是一个大问题。

基因测序（或称 DNA 测序）是一种新型基因检测技术，可从血型和唾液中测定基因全序列。苹果公司前总裁史蒂夫·乔布斯（Steve Jobs）便是这项研究的得益者，是世上仅有的 20 个完成了自身基因测序的人之一，赢得罹患胰脏癌后的 8 年寿命，并在肿瘤确诊 7 年后使苹果公司再次赢来商业奇迹。

应当看到，凭借大数据技术分析基因数据，是未来医学个性化医疗模式和"治未病"的起点。这是因为，数据挖掘无须假设，是一种无预先假设（hypothese-free）的研究。这种研究有着特别的作用，即能让某一个特定的基因或一组"候选"基因无偏向性地使这些基因数据自己"阐述"自身的作用。例如，黄斑变性是老年人中常见的眼科疾病，患者通常在 50 岁以后视网膜中央的黄斑部位发生萎缩，直接导致视力下降甚至失明，洛克菲勒大学、耶鲁大学等的研究人员仅从数据角度分析，发现有一种位于第一号染色体上，名为"补体因子 H"（CFH）的基因与之相关，其一个单核苷酸变异会使老年性黄斑病变的发病风险增加 3~7 倍。又如，以基因数据的序列相似表达找出具有相似基因片段，也是目前比较通行的做法。

二、人口学

人口学对医疗领域（特别是公共卫生）有极其重大的意义，这是因为，其一，医学或医疗是以"人"为研究对象的；其二，人口学本来就是研究人与社会、经济、生态环境等相互关系的规律性和数量关系及其应用的。

传统的人口学研究主要有两类，一是研究人口出生、死亡、迁移、分布等一系列变动过程及其与社会、生态、经济、地理关系的传统人口学；二是利用人口学理论和分析技术为社会经济发展服务的实用人口学。由此，与健康、卫生经济和医学相关的人口学研究与这两个分类都是密不可分的。使用大数据技术来开发、利用和共享人口数据，打破过去对人口数据的简单查询和统计，有利于医学或医疗的发展，更是对国计民生有利的。

需要指出的是，人口数据大多数是个人敏感数据（sensitive data），即含有隐私，涉及内容的例子见表 2-1。

而对隐私数据感兴趣的大有人在。例如，美国政府仅在 2011 年就向移动电话终端服务商们发布多达 130 万项用户个人数据的索取要求。

在分析人口数据时如何规避隐私是值得探讨的，常规方法比如删除隐私部分，即删除能辨识个人身份和能表示特定的宗教信仰、政治偏好、犯罪记录和性别倾向等数据，但这对人口数据不太适用，所以这将是大数据技术和未来数据相关法律法规所面临的一大挑战。

三、环境科学

地球表层这个复杂系统，为人类的繁衍生息提供了空间，为人类的生活、生产和社会发展提供了水、土地、矿产和能源等多种自然资源。然而，自 18 世纪 60 年代工业革命以来，人

表 2-1　人口数据涉及的个人敏感数据属性项举例

姓名	曾用名	性别	民族
出生日期	出生时分	出生地省市县	出生地详细地址
住址省市县	住址乡镇或街道	住址村或居委会	住址街路巷
住址详细地址	其他住址省市县	其他住址详细地址	籍贯
宗教信仰	居民身份证号码	文化程度	婚姻状况
兵役状况	身高	血型	职业
职业类别	服务处所	行业类别	变动日期
变动原因	迁移地省市县	迁移地乡镇或街道	迁移地村或居委会
迁移地街路巷	迁移地详细地址	死亡日期	联系电话

类生产活动开始变得激烈,从而对环境造成不可估量的影响。

环境科学是以"人类－社会"系统作为研究对象的,这里的环境是以人类为主体的外部世界,即人类赖以生存和发展的物质条件的整体,分为自然环境和社会环境两部分,自然环境是直接或间接影响人类的一切自然形成的物质;社会环境即人工环境,是由人类活动形成的环境要素,包括人工形成的物质能量和精神产品(含人际关系)。

环境数据资源大致涉及大气、河流、湖库、生物、噪声、城市饮用水、辐射、重点污染源,以及空气质量标准、地表水标准、噪声标准、废水废气排放标准、监测因子等。通过大数据技术将环境数据和医疗数据结合起来,有利于对某些病症进行预警,以及对一些公共卫生问题的快速干预。

第四节　互联网数据资源

秉承"在任何地点迅速获得数据"理念的互联网,不容置疑,已成为世界上规模最大的公共数据源,人们从中能获得的数据涉及新闻、广告、金融、教育、政务和商务等,当然还有医疗。许多有识之士认为,互联网"免费"教育和普及了医疗与健康知识,让很多民众"未"病即能成良医。

一、互联网

目前,可在网络上获取的医学相关数据是很丰富的。以美国为例,能在 Yelp(http:// www.yelp.com)等点评网站上找到患者对医院的评价;能在 WebMD(http://www.webmd. com)等医药互动网站上找到疾病的新药信息;能在来自政府或一些专业医学学会的官方网站获得疾病研究信息;能在一些消费者健康权益组织网站上获得疾病康复与关怀等信息。美国疾病控制与预防中心的一项调查结果显示,成年人在互联网上搜索健康信息和发表相关话题的比例分别超过 50% 和 20%。

当前,尽管很多人被这些数据资源所吸引,然而对其进行开发和利用的仅限于医药产品企业。常见的情况是,消费者在阅读某种疾病信息时,相关的药物及其他医药产品的广告将出现在该页面,即便是一些信誉良好的网站,同样也在这么做。具体做法是:跟踪、挖掘用户上网的 cookie 文件,对用户进行分类,与广告主的产品特征进行关联、匹配和排序;或者监测用户鼠标的移动情况,使网幅广告随着用户光标移动自动弹出,并计算用户停留时间以监测广告效果;或利用用户的麦克风监听"背景声音",以确保让广告只出现在广告主想要呈现的用户面前。同时,这种精准广告还能使网站的同一固定广告位能针对不同用户投放,从而向多个广告主收取费用。

应当看到,仅如此利用医疗的互联网数据资源仍然是不够的,有一类信息现在在互联网上还找不到,例如通过互联网找医生,就无法确定谁是某种疾病(如脑肿瘤、神经系统疾病、帕金森病或是心脏瓣膜异常)的主导研究者及其候选人,这里有很多问题。例如,就算前往谷歌学术搜索查看这种疾病引用率最高的文章,然而同行评审出版物的引用率是需要时间的(通常要几年),这种迟滞效应经常耽误病情;又如,很难确定哪些专家只是拥有理论知识、哪些有实战经验;再如,不能通过地理信息检索等。所以说,对于海量互联网数据资源,需要大数据技术来进行协同创新,以获得更多的隐性知识。

二、社交媒体

社交媒体(social media)是数字化人脉关系的一种互联网应用,安德烈亚斯·卡普兰(Andreas Kaplan)等人将其定义为"社交媒体是一组基于互联网的应用基础上的思想和技术构建的 Web 2.0,它允许创建和交换用户生成内容。"(A group of Internet-based applications that build on the ideological and technological foundations of Web 2.0, and that allow the creation and exchange of user-generated content.)应当看到,社交媒体为这种源自人际关系的社会资本提供大量的人脉资源。这种具有规模化群体性特征的海量数据,除了是数据科学家眼中的一座"金矿",还吸引到了社会科学领域的学者进行研究。

以彼此相似背景、共同爱好或重叠好友等筛选合适的边缘关系,对于医生而言,是很有吸引力的。这是因为,医生都倾向于和同业交流。由此,直接面向医生的社交网络具有巨大的商业价值。在美国,职业医师社交网站 Doximity 也已覆盖全美 30% 医生,Doximity 是在奥巴马医改出台的背景下诞生的,其旨在为全美医学博士提供一个释放压力的"排气阀",即向医疗专业人士提供一个免费的、符合医疗电子交换法案(Health Insurance Portability and Accountability Act,HIPAA)安全标准的职业社交网站。在谈及医生们为何不使用 LinkedIn 或 Facebook,以满足他们的职业社交网络需要时,创始人兼 CEO 杰夫·坦格尼(Jeff Tangney)透露其与服务相似的社交与职业网站的不同之处是 HIPAA 具有安全隐私、专业论坛、研究提醒、医疗教育认证等优势。

另外有一些医院管理研究者已经开始关注到社交媒体的社会影响力,希望能从中收集到患者及其家属或朋友的相关评论,以了解其真实需求和偏好,从而可以针对性地改进医疗服务及其管理。

第三章 医学大数据安全

第一节 医学大数据安全的界定

过去，获取和传递数据的装置呈零星分布或间歇联络时，数据安全是重要的，保存数据的载体经常被锁在保险箱里。现在，面对全球上万亿个联通设备，数据安全更重要了。所以，如何构建大数据的"保险箱"，是值得探讨的。

一般来说，数据安全有机密性（confidentiality）、完整性（integrity）和可用性（availability）三方面要义，大致要保证五项内容：其一，应保证数据是保密的、完整的、可用的、真实的、被授权的、可认证的和不可抵赖的；其二，应保证所有的数据（包括副本和备份），被存储在合同、服务水平协议和法规允许的物理位置；其三，应保证可有效地定位、擦除或销毁数据；其四，应保证数据在使用、储存或传输过程中，在没有任何补偿控制的情况下，用户间不会混合或混淆；其五，应保证数据可备份和可恢复，能防止意外丢失或者是人为破坏。

在此意义上，数据安全有两层含义：一是数据本身的安全，即能采用现代密码算法对数据进行主动保护，如数据保密、数据完整性、双向强制身份认证等，能确保数据不被不应获得者获得；二是数据防护的安全，即能采用现代信息存储手段对数据进行主动防护，如通过磁盘阵列、数据备份、异地容灾等，能确保数据在传输、存储过程中不会在未授权的情况下被篡改。

然而，医疗是一个特殊的领域，其特殊性在于它以"人"为研究对象，所有医疗行为及其结果都以获取个人信息为基础。因此，医学大数据安全应被界定为涉及"人"和"数据"两种维度的安全。

第二节 人的安全

医学大数据安全中"人"的安全，涉及的是数据隐私保护问题。这里需要特别指出的是医生和患者的个人隐私是同等重要的。个人隐私，即个人敏感数据，根据 1995 年欧盟的《数据保护指令》，其指的是"有关一个被识别或可识别的自然人（数据主体）的任何信息；可以识别的自然人是指一个可以被证明，即可以直接或间接地，特别是通过对其身体的、生理的、经济的、文化的或生活身份的一项或多项的识别"，主要有两个显著法律特征，一是有关"个人"的，二是能对主体构成直接或间接识别。

一、医生隐私

相对于患者的隐私，在现实中医生隐私保护问题经常被忽略，这是不对的。不能说医生

"遵守职业规范"就必须出让自己的隐私,其同样需要保护,这些保护包括但不限于:能辨识个人身份,或者能表示特定的宗教认同、政治偏好、犯罪记录和性别倾向等的数据。

当然,为了帮助患者,医疗服务提供者、卫生管理机构和保险机构理解医生及其医疗行为,可以在技术处理上采用匿名化或模糊化,删除个人敏感数据的隐私部分后进行分析,如找到医疗诊断背后医生的诊疗习惯等 [①]。

二、患者隐私

医疗是为了理解、干预和恢复人体这个由器官关联的有机体而存在的。人体是神奇的,在人的一生中,会有 30 亿次心脏跳动和 6 亿多次肺部呼吸,大脑中上千亿个神经元和千万亿个突触的复杂脑电活动从不停歇,即便是在深度睡眠中也是如此。对为了得到患者神经、循环、呼吸、消化等生理系统的工作状态,如血压、脉搏、心率、呼吸等反馈信息,而进行的数据采集、存储、传输和处理的行为过程,从社会伦理学角度是带有个人隐私性的。

在医疗过程中,患者的个人隐私主要有:在体检、诊断、治疗、疾病控制、医学研究过程中涉及的个人肌体特征、健康状况、人际接触、遗传基因、病史病历等。这些内容还能被分为显性与隐性,显性一般是医嘱、诊断书、X 线片、检查结果、报告单、病历、病案、住院患者床头卡等数据;隐性则是指蕴藏在这些数据里的信息,如患者血液组织所蕴藏着的基因信息,患者罹患疾病所反映出的生活方式或者折射出的家族遗传历史等。

有些人认为患者隐私等同于个人医疗信息,二者显然是不对等的。个人医疗信息并不全是隐私;患者隐私应包含患者私人信息、私人领域和私人行为,而且在界定上有一定的差异。例如,保守的患者会视疾病信息为隐私,而有些则不然。从隐私所有者角度,患者隐私可被分为两类:一类是某个人不愿被暴露的个人信息,这与该特定个人及其是否确认相关,如身份证号、就诊记录等;另一类是某些人组成群体所不愿被暴露的共同信息,这与此特定群体及其是否确认相关,如某种传染性疾病的分布状况。所以,个人医疗信息中隐私部分与患者的隐私信息存在交集,但两者涵盖的范围并不相同。明晰患者隐私和个人医疗信息的异同,有助于明确医疗信息及其隐私保护对象,进而分辨出哪些医疗数据属于隐私,需要重点保护;哪些医疗数据则是可以共享和利用的。

三、现有隐私法律法规

西方发达国家和地区已建立了相对完善的政策法规体系以加强隐私保护。Win KT(2005 年)对健康数据隐私保护的法律法规进行了综述研究,发现很多国家是在信息化建设中建立配套法律法规体系的,如美国于 1996 年制定的《医疗保险可携性与责任法案》(Health Insurance Portability and Accountability Act,HIPAA),针对卫生信息化中的交换规则、医疗服务机构的识别、从业人员的识别、医疗数据安全、医疗隐私、患者识别等问题,制定了详细的法律规定,以保护医疗信息安全和患者隐私。2000 年,美国卫生及公共服务部(United States Department of Health and Human Services,U.S.HHS)依据该法授权制定《个人

① 张茜,王鹏,闫慈,等.医疗数据隐私保护技术应用研究 [J].医学信息学杂志,2020,41(10):60-64.

可识别健康信息的隐私标准》,标志着美国已为保护患者医疗隐私构建起一个完整且具有可操作性的法律体系。加拿大的《个人信息保护及电子文档法案》(Personal Information Protection and Electronic Documents Act, PIPEDA)规定禁止跨省或跨国商业机构使用个人健康信息。澳大利亚的《隐私权法案》《健康档案法案》和日本《关于保护私人信息基本法纲要求案》等都对隐私保护利益相关者的义务、权限和法律责任等内容做出了严格界定。欧盟在着手建立覆盖全欧盟范围的数字医疗体系时,对数据交换过程中安全和隐私保障问题给予了高度关注。另外,为保障网络的安全,西方发达国家和地区还制定了一系列与信息安全有关的法律、标准和指南,像政府保密行动、信息安全手册等。

　　相比较而言,我国对于医疗领域隐私保护的立法及政策法规的制定略显滞后,对个人权利的保护较为薄弱,主要是一些最高院的司法解释和相关的部门规章。最高人民法院《关于审理名誉权案件若干问题的解释》中规定:"医疗卫生单位的工作人员擅自公开患者有淋病、梅毒、麻风病、艾滋病等病情,致使患者名誉受到损害的,应当认定为侵害患者名誉权。"其他的还有一些部门法中的规定,如国家医疗保障局发布的《中华人民共和国护士管理办法》规定:"护士在执业中得悉就医者的隐私不得泄露。"《中华人民共和国执业医师法》规定:"医师应当关心、爱护、尊重患者,保护患者的隐私。""医师执业活动中,泄露患者隐私造成严重后果的,由县级以上人民政府卫生行政部门给予警告或责令暂停六个月以上一年以下执业活动;情节严重的,吊销其执业证书;构成犯罪的,依法追究刑事责任。"《中华人民共和国母婴保健法》第三十四条规定:"从事母婴保健工作的人员,应当严格遵守职业道德,为当事人保守秘密。"《中华人民共和国传染病防治法》第十二条规定:"疾病预防控制机构、医疗机构不得泄露涉及个人隐私的有关信息、资料。"国家医疗保障局、公安部等联合发布的《艾滋病监测管理的若干规定》明确规定:"任何单位和个人不得歧视艾滋病患者、病毒感染者及其家属,不得将患者和感染者的姓名、住址等有关情况公布或传播。"2002 年 7 月 19 日发布的《医疗事故技术鉴定暂行办法》第二十六条规定:"专家鉴定组应当认真审查双方当事人提交的材料,妥善保管鉴定材料,保护患者的隐私,保守有关秘密。"尽管国内相关法律法规对保护患者隐私提出了相应的要求和规定,但是大部分规定缺乏可操作性,许多条款仅规定了对患者信息的保密义务,而没有规定违反该义务的后果,不利于具体司法实践操作,而且大多数条款对患者信息权利的具体内容、权利保护的方式等都没有规定。

四、医疗数据隐私探讨

　　笔者认为,变革应当到来了,不应再让数据隐私成为阻碍医学大数据安全的"绊脚石",医疗数据隐私应从以下几方面进行完善。

　　首先,在法律的内容上,应进行系统化的完善,避免规定太过于抽象,如医患关系中隐私的概念不清晰,对患者所具有的隐私范围也没有立法解释;其次,在法律的实施上,应具有可操作性,条款不能只规定对患者的保密义务,还应涉及医生的,另外对隐私权的侵害缺乏明确和严厉的法律责任的规定,不利于具体司法实践操作;再次,在医疗隐私保护的手段上,应多考虑受害人权利的民事救济,而不应仅从行政法角度予以规定,导致患者医疗数据受到侵害后,其人格利益和财产利益的损失得不到相应的补偿;最后,在技术规范上,应加大力度。目前,国内对医疗隐私保护的研究十分有限,多数研究者都将目光集中在仅针对信息系统的隐私保护上面,如访问角色控制技术、加密技术、匿名化技术等,忽略了对医疗数据采集、使用和共享等各个环节中潜在的隐私安全风险开展评估研究,故不易获悉医疗数据在哪个环节容易发生隐私泄露或遭受破坏。

第三节　数据安全

从"数据"本身而言,一般意义上的安全问题大致有两方面:一是易成为网络攻击的显著目标,在网络空间中,医学大数据的关注度高,其含有的敏感数据会吸引潜在的攻击者;二是对现有存储或安全防范措施提出挑战,特别是数据大量集中后复杂多样的数据存放在一起,常规的安全扫描手段无法满足安全需求。这些问题将表现在数据资源共享、数据资产界定和盘活,以及数据真实性判断等各个方面。当前国际国内涉及数据的法律法规尚没有形成体系,所以应在资源产权保护、竞争制度安排等各方面开展讨论。

一、数据资源共享

不同的庞大数据集,在多个逻辑上集中的数据组织(data organization)和物理上集中的数据区域(data area)中达到"一定规模",就构成了数据资源(data resource)[①]。

数据资源之所以能成为人类重要的现代战略资源之一,并且其重要性"在 21 世纪可能超过石油、煤炭、矿产",是因为数据资源如同现实世界的自然资源(如森林、草原、海洋、土地、水、水产和野生动植物等)或能源(如石油、煤炭、矿产、电力和其他可再生能源),既形态多样、具有有限性、不可替代和不稳定,又可利用、可发展、分布不均和受技术开发水平制约。

现有的法律体系中,在美国,法律对国有和私有信息的数据共享有着截然不同的态度,即对国有采取完全开放、对私有给予严格保密,相关的联邦法律包括《信息自由法》《隐私法》《阳光法》《版权法》等。其中, 1966 年生效的《信息自由法》是美国信息共享的指导性法律,其立法根本是满足每个公民对信息获取的需求;1974 年的《隐私法》规范了行政机关处理个人记录的行为,规定了个人记录必须对本人公开和对第三者限制公开的原则;1976年的《阳光法》目的是保障和促进公民更加有效地通过多种途径获取和利用政府信息;《版权法》则在第 105 条明确不允许联邦政府拥有版权,并对数据的二次开发没有限制。在欧盟,有与信息共享相关领域最为全面而系统的法律法规体系,特别在科学数据共享方面立法速度极快,除了具有指导意义的《欧洲联盟条约》和《欧洲共同体条约》外,主要的还有 1996年的《欧洲议会和理事会关于数据库法律保护的指令》、2001 年的《关于公开获取欧洲议会、委员会和理事会文件的规则》和 2002 年的《布加勒斯特宣言》。欧盟的数据保护同样区分公有和私有数据,数据共享则考虑了过程中的汇集、开放、管理、使用和安全等问题,代表国际上典型当代信息共享思想的《布加勒斯特宣言》把信息社会与数据资源共享紧密联系

---

① 朱扬勇,熊赟. 数据学 [M]. 上海:复旦大学出版社,2009.

起来,认为这个所谓的"信息社会"应是以广泛传播和分享信息,各利益相关方(包括政府、私营部门和民间团体)的真诚参与为基础。

近年来,在科学技术部(简称"科技部")、国家医疗保障局的引导下,北京、上海、浙江、广东等省市都在努力开展区域医疗建设,并取得了显著成效,实现了区域内医疗机构信息的互联互通和医疗数据共享,这对提高区域医疗卫生服务水平和工作效率,促进区域医疗卫生资源的合理配置和有效利用,支持区域临床科研、教学及流行病学分析,提升区域卫生宏观调控和科学决策能力等都发挥了积极的作用。

然而,这种围绕医疗卫生服务的提供方、接受方、支付方、管理方以及产品供应商,提供医疗数据的采集、传输、存储、处理、分析层面的共享还远远不够。除了个体所形成的数据资源外,群体层面进行医疗诊断、大规模筛查等数据资源也需要进行共享。融合人类各种数据收集手段形成的数据资源,包括无线生理监控、基因组学、社交网络和互联网,从而使各利益相关方以此形成更大的机会和经济效益。

二、数据资产界定

数据是具备资产属性的,如电子化有价证券、虚拟货币等都是数据。根据现行会计制度的规定,资产的会计核算标准有时间和价值两大内容,例如不属于生产经营主要设备的物品,单位价值在 2 000 元人民币以上,并且使用期限超过 2 年的,也作为资产。借鉴此项标准,就可以从数据资源的分布、赋存、开发和资源利用等方面进行资产界定。

正确对数据资产进行界定,有助于盘活这部分资产。数据类型多和价值密度低是大数据的重要特征。医疗领域,只有数据的所有者们围绕核心业务构建起数据间的关联关系,如从数据中了解疾病、药物、医生和患者,提高不同来源获取的结构化与非结构化数据的活性,才能让数据资产保值增值。

三、数据真假判断

在日常生活中,"眼见为实"是最基本的生存判断;在网络空间内,这种基本判断往往会失真。所以,需要有一种技术来判断哪些数据真实或者准确可靠、又或是将会被人引为误判,并提供相应证据。不幸的是,以当前技术条件来看,完全实现这一目标还有待时日。

然而,利用大数据这种数据集的大规模和数据来源的多元化等特征,使用挖掘交叉验证,能为数据真假判断提供帮助。这里举两个例子:微软研究院米歇尔·班科(Michele Banko)等人在 2000 年的一篇论文 "*Mitigating the Paucity-of-Data Problem*: *Exploring the Effect of Training Corpus Size on Classifier Performance for Natural Language Processing*" 和斯坦福大学阿南德·拉贾拉曼(Anand Rajaraman)的 Netflix 竞赛获胜队,都证明了在大数据集上差的算法效率几乎等同于小数据集上好的算法[①]。

需要说明的是,尽管新技术会带来威胁和挑战,同样更大的发展机遇也正等着人们,相信医疗领域的大数据变革无论在医疗健康领域,还是在产业契机上都能使更多的人获益。

---

① 汤春蕾. 数据产业 [M]. 上海:复旦大学出版社,2013.

第四章　医学大数据技术

第一节　医学大数据存储与管理技术

大数据的出现以及结构数据的改变使常规技术的数据存储和管理面临新的挑战。在大数据环境下,根据存储系统为上层提供的访问接口和功能侧重不同,存储与管理解决方案主要包括分布式文件系统和分布式数据库。

一、分布式文件系统

分布式文件系统的主要特征为:所管理的数据存储在分散的物理设备或节点上,存储资源通过网络连接。对于分布式文件系统的研究主要涉及以下几个关键技术。

1. 元数据管理

在大数据环境下,元数据的体量也非常大,元数据的存取性能是整个分布式文件系统性能的关键。常见的元数据管理架构可以分为集中式和分布式元数据管理架构。集中式元数据管理架构采用单一的元数据服务器,实现简单,但是存在单点故障等问题。分布式元数据管理架构则将元数据分散在多个结点上,进而解决了元数据服务器的性能瓶颈等问题,并提高了元数据管理架构的可扩展性,但实现较为复杂,并引入了元数据一致性的问题。另外,还有一种无元数据服务器的分布式架构,通过在线算法组织数据,不需要专用的元数据服务器。但是该架构对数据一致性的保障很困难,实现较为复杂。文件目录遍历操作效率低下,并且缺乏文件系统全局监控管理功能。

2. 系统弹性扩展技术

在大数据环境下,数据规模和复杂度的增加往往非常迅速,对系统的扩展性能要求较高。实现存储系统的高可扩展性首先要解决两个方面的重要问题,包含元数据的分配和数据的透明迁移。元数据的分配主要通过静态子树划分技术实现,数据的透明迁移则侧重数据迁移算法的优化。此外,大数据存储体系规模庞大,结点失效率高,因此还需要完成一定的自适应管理功能。系统必须能够根据数据量和计算的工作量估算所需要的结点个数,并动态地将数据在结点间迁移,以实现负载均衡;同时,结点失效时,数据必须可以通过副本等机制进行恢复,不能对上层应用产生影响。

3. 存储层级内的优化技术

构建存储系统时,需要基于成本和性能来考虑,因此存储系统通常采用多层不同性价比的存储器件组成存储层次结构。大数据的规模大,因此构建高效合理的存储层次结构,可以在保证系统性能的前提下,降低系统能耗和构建成本,利用数据访问局部性原理,可以从两个方面对存储层次结构进行优化。从提高性能的角度,可以通过分析应用特征,识别热点数据并对其进行缓存或预取,通过高效的缓存预取算法和合理的缓存容量配比,以提高访问性能。从降低成本的角度,采用信息生命周期管理方法,将访问频率低的冷数据迁移到低速廉价存储设备上,可以在小幅牺牲系统整体性能的基础上,大幅降低系统的构建成本和能耗。

4. 针对应用和负载的存储优化技术

传统数据存储模型需要支持尽可能多的应用,因此需要具备较好的通用性。大数据具有大规模、高动态及快速处理等特性,通用的数据存储模型通常并不是最能提高应用性能的模型,而大数据存储系统对上层应用性能的关注远远超过对通用性的追求。针对应用和负载来优化存储,就是将数据存储与应用耦合,简化或扩展分布式文件系统的功能,根据特定应用、特定负载、特定的计算模型对文件系统进行定制和深度优化,使应用达到最佳性能。这类优化技术在谷歌、Facebook 等互联网公司的内部存储系统上,管理超过千万亿字节级别的大数据,能够达到非常高的性能。

二、主要的数据库存储方案

大数据时代,行业特性对数据的管理、查询以及分析的性能需求变化促生了一些新的技术出现。需求的变化主要集中在数据规模的增长,吞吐量的上升,数据类型以及应用多样性的变化。数据规模和吞吐量的增长需求对传统的关系型数据库管理系统在并行处理、资源管理、容错以及互联协议实现等方面带来了很多挑战。而数据类型以及应用的多样性带来了支持不同应用的数据管理系统。

1. 关系型数据库

医学大数据的建设包括大量传统的信息化系统的建设,关系型数据库是传统信息化系统的数据基础。其通过异构数据交换平台,从各业务系统中获取数据并存储。当前主流的关系型数据库有 Oracle、DB2、Microsoft SQL Server、MySQL 等。

2. 非关系型(NoSQL)数据库

在医疗业务中,需要面对大量不适合传统关系型数据库存储的业务数据,在信息融合分析的过程中,也会产生大量的中间数据需要高效的顺序存储,这些数据如果使用传统关系型数据库进行管理,效率十分低,同样不能满足数据量平行扩展的需求,所以性价比不高。

3. 实时数据库

在医学大数据应用中,主要应用场景中所面对的数据实时性要求通常是在秒级别上对数据进行处理分析,并提供给业务系统使用。例如为医生在线提供近期用药重复提醒、用药安全等智能提醒业务。在现有的实时数据库解决方案中,内存数据库是最佳的实时存储实施者。通过将内存作为数据的存储媒介,从而获得优异的存储速度以及高速的 CPU 交换效率,解决了传统数据库的外存速度和读取时间无法控制等技术瓶颈 [①]。

4. 列式数据库

列式数据库是以列相关存储架构进行数据存储的数据库,主要适合于批量数据处理和即席查询。面向列的数据存储架构更适用于联机分析处理(On Line Analysis Process,

---

①　宋余庆.医学图像数据挖掘若干技术研究 [D]. 南京:东南大学,2005.

OLAP）这样在海量数据（可能达到万亿字节规模）中进行有限复杂查询的场景。

三、不同数据存储方案的选择

著名的 CAP 理论是 NoSQL 数据库的基石，由埃里克·布鲁尔（Eric Brewer）教授提出：在设计和部署分布式应用时，存在三个核心的系统需求，一致性（consistency）、可用性（availability）、分区容错性（partition tolerance）。"一个分布式系统不可能同时很好满足一致性、可用性和分区容错性这三个需求，最多只能同时较好地满足两个"。

下面对三个最有代表性的数据存储方案 HBase，Cassandra 及 MongODB 进行简单的说明。

Apache 的 HBase 分布式存储系统具有高可靠性、高性能、面向列以及可伸缩等特点，同时利用 HBase 可以完成在大规模廉价 PC 上搭建高效的结构化存储集群。Apache HBase 是 Google BigTable 的开源实现项目，以 Hadoop HDFS 为文件存储系统，以 Hadoop MapReduce 为处理架构，以及利用 Zookeeper 作为协同服务。HBase 是标准的列式数据库，由于列式数据库查询数据只有三种方式：单个行键访问、给定行键的范围访问及全表扫描。所以 HBase 实现了一致性和分区容错两个特性，它适合吞吐量大、数据量大的场合。

Cassandra 是一个典型的键值数据库，由著名互联网公司 Facebook 设计研发，其主要特点为数据存储体系由众多数据库节点构成的分布式网络构建，每一个对 Cassandra 写操作都会被复制到其他节点，读操作也会被路由到某个节点上去。另外，分布式集群的存储特性也决定了系统的可扩展性较好。但是 Cassandra 只能支持最终一致性，因而不太适用于订单管理等对一致性要求较高的业务后场景，却能较好完成大数据量和精确查询定位数等业务[①]。

MongoDB 是基于分布式文件存储的，介于关系型和非关系型数据库之间的数据库产品。由于其被设计为支持多种数据结构类型的存储系统，因此可以存储比较复杂的数据类型。它主要解决的是海量数据的访问效率问题，作为一个关系型数据库的可替代方案，其具备强一致性能力。市场上的主流数据存储方案的特性和适用场景见表 4-1。

表 4-1　市场上主流数据存储方案的特性和适用场景

存储方案	特性	适用场景
CouchDB	基于 Erlang 开发，支持双向数据复制，采用的是 Master-Master 架构，可保存文件之前的版本。支持嵌入式视图，可列表显示。支持进行服务器端文档验证，支持认证，支持附件处理	适用于数据变化较少，执行预定义查询，进行数据统计的应用程序。适用于需要提供数据版本支持的应用程序
Redis	基于 C/C++ 开发，运行速度快。采用 Master-Slave 架构。虽然采用简单数据或以键值索引的哈希表，但也支持复杂操作，支持列表，支持哈希表，支持排序 Sets，支持事务（强一致性）。支持将数据设置成过期数据（类似快速缓冲区设计），Pub/Sub 允许用户实现消息机制	适用于数据变化快且数据库大小可预见（适合内存容量）的应用程序

① STONNINGTON C M，CHU C，KLÖPPEL S，et al. Predicting clinical scores from magnetic resonance scans in Alzheimer's diseased[J]. Neuroimage，2010，51（4）：1405.

续表

存储方案	特性	适用场景
Cassandra	基于 Java 开发,对大型表格和 Dynamo 支持得最好。可调节地分发及复制,支持以某个范围的键值通过列查询。写操作比读操作更快	当使用写操作多于读操作(记录日志)时,Java API 最为友好
HBase	基于 Java 编写,支持数十亿行乘以上百万列的数据容量。采用分布式架构,对实时查询(基于 MapReduce)进行优化,高性能 Thrift 网关,通过在服务器(server)端扫描及过滤实现对查询操作预判,对配置改变和较小的升级都会重新回滚。不会出现单点故障	适用于偏好 BigTable 并且需要对大数据进行随机、大吞吐量实时访问的场合
MongoDB	基于 C++ 开发,保留了 SQL 一些友好的特性(查询、索引)。基于 Master-Slave 架构(支持自动错误恢复),内建分片机制。在数据存储时采用内存到文件映射,对性能的关注超过对功能的要求。支持 JavaScript 表达式查询	适用于需要动态查询支持,需要对大数据库有性能要求,需要使用索引而不是 MapReduce 功能
Membase	基于 Erlang 和 C 编写,兼容 MemCache,但同时兼具持久化和支持集群。通过键值索引数据,性能优异。可持久化存储到硬盘。在内存中同样支持类似分布式缓存的缓存单元。所有节点都是唯一的,基于 Master-Master 架构。写数据时通过去除重复数据来减少 IO,更新软件时无须停止数据库服务,支持连接池和多路复用的连接代理	适用于需要低延迟数据访问、高并发支持以及高可用性的应用程序。配合 MemCache 使用作为应用极好的缓存方案
Neo4j	基于 Java 语言开发,是基于关系的图形数据库。图形的节点和边都可以带有元数据,使用多种算法支持路径搜索。使用键值和关系进行索引,为读操作进行优化,支持事务。使用 Gremlin 图形遍历语言,支持 Groovy 脚本,支持在线备份	适用于图形一类数据,这是 Neo4j 与其他数据存储的最显著区别

　　医学大数据种类多样,使用方式也不尽相同。例如,医疗影像数据通常是大数据量的媒体文件,虽然数量不多,但数据量很大,对这些数据的访问通常是采用流媒体的访问方式,需要连续地读取。智能终端设备监控数据通常是时间序列的浮点数据,根据采集频率不同,数据量也有很大差别,这些数据通常需要与其他数据融合,按照时间序列处理。健康档案数据通常是带有格式信息的数据,常用的格式是 XML,这类数据需要携带元数据或者元数据关联信息存储,在利用的时候也通常与其他数据,如健康监护数据、医疗数据等综合分析使用。因此,医学大数据并不能采用单一的存储方式,而是需要综合运用关系数据库、NoSQL 数据库、实时数据库、列式数据库、分布式文件存储等多种技术。同时对于经常访问的热点数据,需要采用缓存机制进一步保证数据访问的及时性。

第二节　医学大数据处理技术

　　为了更加清晰地理解不同的大数据处理技术,需要梳理出大数据处理中主要的数据特征和处理特征维度,在此基础上进一步梳理目前出现的各种重要和典型的大数据处理技术。根据数据结构特征,大数据处理可以分为结构化 / 半结构化数据处理与非结构化数据处理。按照数据获取方式,大数据处理可以分为批处理与流式处理方式。从数据处理响应性能角度看,大数据处理可以分为实时 / 准实时与离线处理。流式处理通常属于实时计算,批处理和复杂数据挖掘通常属于非实时或线下计算。

一、基于并行计算的分布式数据处理技术

目前,最适于完成大数据批处理的计算模式是 MapReduce。在相关技术中,比较具有代表性的是 Apache 软件基金开发的 Hadoop。以 MapReduce 和 Hadoop 为代表的非关系数据分析技术,凭借其适合非结构处理、大规模并行处理和简单易用等优势,在互联网搜索和其他大数据分析技术领域取得重大进展,成为主流技术。

MapReduce 是 2004 年谷歌公司提出的用来进行并行处理和生成大数据的模型,是最具代表性的批处理模式。MapReduce 是一种线性的、可伸缩的编程模型,其可扩展性得益于 shared-nothing 结构、各节点间的松耦合性和较强的软件级容错能力。MapReduce 被设计在处理时间内解释数据,所以对非结构化、半结构化的数据处理非常有效。针对 MapReduce 并行编程模型的易用性,产生了多种大数据处理高级查询语言,如 Facebook 的 Hive、雅虎的 Pig、谷歌的 Sawzall 等。但 MapReduce 作为典型的离线计算框架,无法满足在线实时计算需求。

MapReduce 的简单易用性能使其成为目前大数据处理最为成功、最为广泛接受并使用的主流并行处理技术。在开源社区的促进下,Hadoop 系统目前已经发展成为较为成熟的并行计算技术,并且已经发展成为一个包括众多数据处理工具和环境的完整生态系统。

二、分布式流处理技术

流式计算是一种高实时性的计算模式,需要对一定时间窗口内应用系统产生新数据完成实时的计算处理,避免造成数据堆积和丢失。在医疗业务应用系统及行业访问日志处理都同时具有高流量的流式数据和大量积累的历史数据,因而,在提供批处理数据模式的同时,系统还需要具备高实时性的流式计算能力。流式计算的一个特点是不同的运算节点常常绑定在不同的服务器上。例如,Twitter 公司的 Storm,Apache 的 Flume 都提供了机制来构建日志数据处理流图。

三、内存计算处理技术

MapReduce 为大数据处理提供了一个很好的平台。然后,由于 MapReduce 设计之初是为了大数据线下批处理而设计的,随着很多需要高响应性能的大数据查询分析计算问题的出现,MapReduce 其在计算性能上往往难以满足要求。

为了克服 MapReduce 在迭代计算方面的缺陷,业界对其进行了不少改进研究,例如,用内存计算完成高速的大数据处理已经成为大数据计算的一个重要发展趋势。Spark 是一个具有快速和灵活的迭代计算能力的分布式内存计算系统,其采用了基于分布式内存的弹性数据集模型实现快速的迭代计算。

第三节　医学大数据分析与挖掘技术

一、分析挖掘的工具集

大数据的数据挖掘工具集主要由 R 语言体系、机器学习体系和挖掘开发包组成。

1. 统计分析软件 R

针对传统分析软件扩展性差以及 Hadoop 分析功能薄弱的特点，IBM 公司的研究人员致力于对 R 和 Hadoop 进行深度集成。把计算推向数据并且并行处理，使 Hadoop 获得了强大的深度分析能力 [1]。

2. 机器学习和数据挖掘工具 Weka

经过算法的并行化，Weka 以 MapReduce 集群为基础，突破原有的可处理数据量的技术瓶颈，利用并行计算模式大幅提高了工具的计算性能，同时赋予了 MapReduce 技术深度分析的能力。

3. 机器学习和数据挖掘开源程序库 Apache Mahout

Apache Mahout 是基于 Hadoop 平台的大规模数据集上的机器学习和数据挖掘开源程序库，为开发人员提供了丰富的机器学习领域经典算法，能智能便捷地创建应用程序。

另外，针对频繁模式挖掘、分类和聚类等传统的数据挖掘任务，市场上也出现了相应的大数据解决方案。

二、分类挖掘算法

目前在医疗数据处理中使用的主要分类算法有决策树算法、贝叶斯算法、人工神经网络等。

决策树算法是以实例为基础的归纳学习算法，构造决策树的目的是找出属性和类别间的关系，用它来预测将来未知类别的记录的类别。决策树可以用于临床的疾病辅助诊断，从临床数据库中提取诊断规则，提高诊断正确率。在基因分析中，决策树可以帮助对基因进行功能分类，实现对未知功能分类的基因进行分类预测。在医疗政策制定、公共卫生管理、慢性病管理等方面，决策树算法都已经被广泛应用。

贝叶斯（Bayes）分类算法是一类利用概率统计知识进行分类的算法，用来预测一个未知类别的样本属于各个类别的可能性，从而发现数据间潜在的关系。贝叶斯算法可以用于手术结果预测、医疗服务质量评价等。在转化医学中，贝叶斯算法被用来筛选生物标记物，从而对人群进行分类，实现个性化医疗和健康管理。在药物和器械研发中，也可以使用贝叶斯算法修正设计方案和预测结果，加速研发过程 [2]。

---

① KHOSLA A, CAO Y, LIN C C Y, et al. An integrated machine learning approach to stroke prediction [C] //Proceedings of the 16th ACM SIGKDD international conference on knowledge discovery and data mining. 2010: 183-192.

② GIILER I. Feature extraction from Doppler ultrasound signals for automated diagnostic systems [J]. Computers in Biology and Medicine, 2005, 35(9): 735-764.

人工神经网络（Artificial Neural Networks，ANN）是一种应用类似于大脑神经突触连接的结构进行信息处理的数学模型。而神经网络同时需要进行网络学习的训练。当前的人工神经网络存在收敛速度慢、计算量大、训练时间长、不可解释等技术瓶颈。而在医疗领域，人工神经网络可以用于确定疾病危险因素、研究疾病发生率的变化趋势等。

三、文本挖掘算法

医疗数据包括各种结构化、非结构化和半结构化的数据。要想对这些海量数据进行有效的处理，必须对非结构化和半结构化的数据进行处理，使其能够被系统快速地识别、应用。

非结构化和半结构化数据现在主要包括医生医嘱、出院小结和各种描述性质的分析报告。针对这些数据，首先需要进行分词，之后再利用医学领域的知识库对分词结果进行概念的识别，最终形成一个机器可读的数据。这个流程中，系统对数据的处理并不是完全自动化的过程。一些不能自动识别的文本将由人工进行识别处理，之后作为一个用户字典规则，加入系统标准识别过程中。在这个过程中，用到的工具包括以下三种。

1. 文本分词

文本分词其实是中文分词问题，指的是将一个汉字序列按照一定的规范切分成一个个单独的词的过程。而在英文的组织过程中，单词之间是以空格作为自然分界符的，而中文只有字、句和段能通过明显的分界符来简单划分界限，唯独词没有一个规范的、通用的分界符。虽然英文也同样存在短语的划分问题，不过在词这一层上，中文比之英文要复杂得多。在分词功能上，很多数据分析工具基本上能满足这一功能。但在领域知识上，由于医疗领域的特殊性，通用的分词引擎往往不能直接满足。因而，在医疗卫生领域，需要结合医疗卫生领域的本体知识库的建模，建立业务词典，提高分词的准确率[①]。

2. 文本挖掘

文本挖掘是抽取散布在文本文件中的有效、新颖、可用的有价值知识，并利用这些知识更好地组织信息的过程，是信息挖掘技术的一个重要分支。可以利用人工神经网络等智能算法，结合文字处理技术，分析大量的非结构化文本源，抽取和标记关键字概念、文字间的关系，并按照内容对文档进行分类，获取有用知识和信息。典型的文本挖掘方法包括文本分类，文本聚类，概念、实体挖掘，观点分析，文档摘要和实体关系模型。

3. 语义分析

在处理文本、识别文本的含义时，并不能只对文本字符进行数据化的处理，还需要"理解"含义。例如，在医疗领域，医生的一些口语化词汇"乙肝""大三阳"等和一些书面化的词汇"乙型肝炎""HBeAg 阳性"虽然字符串完全不同，但表达的意思是相同的。需要对这种文本的语义进行识别，以方便地处理非结构化的数据。进行语义识别的一个常用算法是主题模型。顾名思义，主题模型就是对文字中隐含主题的一种建模方法。主题就是一个概念、一个方面，它表现为一系列相关的词语。很容易看出，传统的主题模型所依赖的主题概

---

① UBEYLI E D, GULER I. Neural network analysis of internal carotid arterial Doppler signals: predictions of stenosis and occlusion[J]. Expert Systems with Applications, 2003, 25(1): 1-13.

念正是本体描述知识库的一部分内容,本体知识库可以让传统的通用语义分析更好地在医疗卫生领域使用。

第四节 医学大数据整合

随着医学的进步以及信息技术、各种研究成果的逐步应用,医疗卫生对信息技术的依赖程度将超过电信、银行、航空业。伴随国家医改方案的出台,基于健康档案的区域卫生信息化已成为区域医改的重要目标及实施相关医改政策的重要支撑。近年来,各地政府纷纷投资建设区域医疗信息平台、基层卫生信息系统,各级医院也大量投资升级改造信息化系统来提升服务水平,包括尝试移动医疗和医疗物联网等新兴技术。这些都产生了大量的医疗数据,具体有以下特点。

(1)渐增的多样医疗数据源

医疗数据的生成和采集已经不再仅局限于医院这个单一环境。它还可以来自体检中心、社区/乡镇卫生院、私人诊所、实验室、检验中心、急救中心、家庭,随着物联网相关技术的发展,甚至可以说,个人医疗数据可以采自任何适合的地方。

(2)医疗数据的高度集中化

区域医疗信息系统(Regional Health Information System,RHIS)将逐步取代现有的基于医院的信息系统。并且,它将更广泛地覆盖一个特定区域内的所有医院、社区、急救中心、体检中心、实验室、检验中心、社会保险机构等。居民个人来自各个数据源的全周期医疗数据将集中保存在统一的区域数据中心中。医疗数据将不再只是某家医院独享的资源,而是与整个区域中的所有医疗机构共享,甚至可以与更上层的大区域级、国家级信息系统进行数据交换。

由于存在大量的异构医疗数据,医疗数据的共享、整合成为迫切需要做的工作。第一阶段是以传统的数据交换整合,即基于EAI/ETL技术来实现,主要实现在广域网范围内医疗卫生数据采集和交换,实现在区域的整合,形成区域级别的健康档案,主要在数据层面实现整合;第二阶段在此基础上以面向服务的架构(Service-Oriented Architecture,SOA)为中心,从数据整合上升到应用整合和业务协同;第三阶段在前两个阶段的基础上基于HL7和医疗健康信息集成规范(Integrating the Healthcare Enterprise,IHE)等国际标准实现开放性和可互操作的信息共享和业务协同[1]。

一、相关术语标准

医学大数据共享整合需要在消息交换、医疗术语、代码、共享架构等方面形成标准规范。目前国际主流做法是基于HL7和医用信息系统集成(IHE)等标准。其中,HL7基于消息的交换实现医疗信息系统或医疗机构之间的信息共享和系统协同,基于文档的交换与整合实现电子病历和健康档案的有效衔接。IHE定义在医疗信息系统之间信息共享与系统协同的

① WRIGHT A, FEBLOWITZ J, PHANSALKAR S, et al. Preventability of adverse drug events involving multiple drugs using publicly available clinical decision support tools[J]. American Journal of Health-System Pharmacy, 2012, 69(3):5.

流程规范和数据格式,规范是 IHE 规范的核心,是实现医疗机构之间信息系统交互操作的关键。

1. HL7

HL7 是标准化的卫生信息传输协议,是医疗领域不同应用之间电子传输的协议。HL7 汇集了不同厂商用来设计应用软件之间界面的标准格式,它将允许各个医疗机构在异构系统之间进行数据交互。

HL7 的主要应用领域是 HIS/RIS,目前主要是规范 HIS/RIS 系统及其设备之间的通信,它涉及病房和患者信息管理、化验系统、药房系统、放射系统、收费系统等各个方面。HL7 的宗旨是开发和研制医院数据信息传输协议和标准,规范临床医学和管理信息格式,降低医院信息系统互联的成本,提高医院信息系统之间数据信息共享的程度。

HL7 中的“Level 7”是指 OSI 的七层模型中的最高一层,即第七层。但这并不是说它遵循 OSI 第七层的定义数据元素,它只是用来构成它自己的抽象数据类型和编码规则。它也没有规范说明如何支持 OSI 第一到第六层的数据。

HL7 并没有提供一个完全的“即插即用”解决方案,因为在医疗机构的传输环境中有两个重要的影响因素:医疗机构的传输环境中缺乏处理的一致性;产生的结果需要在用户和厂商间进行协商。因此,它提供的是一个可在较大范围内选择数据和处理流程的灵活系统,并尽可能地包括所有已知的程序[触发器(trigger)]和数据[段(segment)和域(field)]要求。

在 HL7 通信协议中,消息(message)是数据交换的基本单位。HL7 的消息是自动生成的,它将 HL7 标准文档自动转化为一个 HL7 规则数据库和部分程序数据结构代码。实现一个通信标准的具体工作是生成数据结构,以及实现一个构造器(builder)和一个解析器(parser)。数据结构表现了标准中各个数据对象的相互关系。构造器将数据结构中的数据转化成能在电子数据交换媒介中传输的数据串。而解析器能够将数据串解析回原来的数据结构。HL7 标准是一个文本结构的文档。首先,利用一些文字处理工具将文档中的各个数据定义抽取成数据结构,再将结构的形式存入预先定义的 HL7 规则数据库。然后,开发一种代码生成器,它根据规则数据库的内容,自动生成某一种计算机语言代码。最后,可将这些代码加入实际应用的程序框架。

HL7 由于具有以下特点,被国际医疗机构认可,逐步得到广泛使用。

①完整性。对基本的医嘱、财务、检验信息都有了规范的描述,而且做得非常详细,如患者的饮食忌讳、宗教信仰等按照相应的 ISO 标准描述。

②可实现性。选择 OSI 第七层做标准,保证其可实现性。

③兼容和扩展性。包括对中药计量单位的支持。

2. IHE

IHE 是一项推进整合现代医疗保健机构信息系统的倡议。它的基本目标是确保提供给医疗保健专业人员对患者诊断必需的所有信息是正确、可用的。医疗保健信息管理系统学会(Healthcare Information and Management Systems Society, HIMSS)和北美放射学会(Radiological Society of North America, RSNA)是这项倡议的主办单位。为了获得特定的临床应用目标,IHE在现有消息通信标准的基础上定义了一个技术框架,其中包含了为实现这个框架的一个严格的验证过程。

①显示所需信息获取(Retrieve Information for Display,RID)提供一种简单快捷的方式来获取必要的患者信息。此事务图支持对已存储文档的读取,包括CDA、PDF、JPEG等流行的文档格式。另外,为了临床的需要,此事务图还支持读取某些以患者为中心的关键信息,如过敏信息、当前用药、报告汇总等。

②机构用户验证(Enterprise User Authentication,EUA)为每个用户分配唯一的用户名,此用户名可以登录进入企业的所有设备和应用程序。这样,可以极大地方便医院内部的用户授权、验证和管理工作。在此基础上,可以通过支持单点登录(single sign-on)方式,为用户提供很大的方便。此事务图是在Kerberos(RFC 1510)标准和HL7的CCOW标准的基础上建立的。

③患者ID交叉索引(Patient Identifier Cross-Referencing,PIX)是在多个患者ID域之间,提供同一个患者标识的相互索引。一旦这些系统建立了患者ID交叉索引,同一个患者即使在多个信息系统中有不同的ID,也可能同时从多个系统中获取患者相关的信息。

④患者同步应用(Patient Synchronized Applications,PSA)让用户可以在一台电脑上,同时使用多个独立的应用程序浏览同一个患者的数据信息,减少了用户在多个程序中分别选择此患者的重复操作。此事务图是基于CCOW标准的,尤其是CCOW中关于"患者"主题的上下文管理部分的内容。

⑤一致时间(Consistent Time,CT),这是一套在多个系统和多台电脑之间保证时间一致的体系结构。IHE中很多其他事务图都要求多台电脑间保持时间的一致。此事务图提供的方法,使多台电脑的时间差异小于1 s。

⑥患者基本信息查询(Patient Demographics Query,PDQ)多个分布式应用程序可以使用某种特定的查询语法,向一个中心患者信息服务器查询患者信息,查询结果可以直接被应用程序所使用,包括患者的人口学基本信息,也可以包含就诊相关信息。

⑦审核所需记录与节点验证(Audit Trail and Node Authentication,ATNA) 描述了一个基本安全的节点所应具备的特征。a. 描述了安全节点所处的安全环境,包括用户标识、授权与验证、访问控制等,以便安全评审者可以判断环境是否满足安全要求。b. 定义了基本的安全审核要求。c. 定义了关于节点之间使用TLS或类似方法进行通信时的基本的安全要求。d. 描述了在节点和收集审核信息的存储节点之间传输"审核消息"的架构。

⑧个人白页(Personnel White Pages,PWP)访问获取机构内员工的基本信息。

⑨跨机构文档共享(Cross-Enterprise Document Sharing,XDS)在属于同一个临床相关域内的多个医疗机构之间共享临床记录。此事务图基于ebXml Registry标准、SOAP协议、HTTP协议和SMTP标准。此事务图详细描述了如何配置ebXml登记处,以此来支持跨机构的文档共享[①]。

---

① 娄岩. 医学大数据挖掘与应用[M]. 北京:科学出版社,2015.

3.其他标准

ICD-10 国际疾病及健康相关问题统计分类 [International Statistical Classification of Diseases and Related Health Problems(10th Revision)] 的疾病分类与代码标准由 WHO 组织建立和编写,我国国家医疗保障局以 ICD-10 为原则,已经出版了国家标准《疾病分类与代码》(GB/T 14396—2016)。

LOINC 临床观测指标及实验室检验项目信息的通用数据编码系统由美国的专业行业组织建立并维护,已被美国接纳为国家级行业标准。该指标系统不断持续更新,公开发布,可免费下载使用,在中国卫生信息学会卫生信息标准专业委员会网站上已提供按名称各要素通过关键字模糊查询来获取观测指标中文名称和代码的功能,国际 LOINC 网站可下载全套数据以及数据库工具。LOINC 系统主要分为实验室 LOINC 和临床 LOINC 两个部分,已被 HL7JHE 组织接纳作为标准使用。国内已发布行业标准《临床检验项目分类与代码》(WS/T 102—1998)。

国际系统医学术语全集(*Systemized Nomenclature of Medicine*, *SNOMED*)是美国病理学家学会(College of American Pathologists, CAP)编著出版的当今世界上最庞大的医学术语集。1997 年 10 月出版的国际系统医学术语集 3.4 版共收入 146 217 条词汇,内容包括:人体解剖学、生理学、病生理学、组织形态学等基础临床医学;细菌学、病毒学、真菌学、寄生虫学及动物传媒体等病源学;生物化学、药物、生物制品等;物理因素和致病动因等;手术操作、处理、康复医学等;遗传学、性医学、免疫学、肿瘤学、酶学、核医学、化验及人体检查法等;诊断学、治疗学、护理学、医院管理学、医学社会学等;以及其他贯穿于各个专门领域的医学术语。全集还收入多种国际性编码系统和资料,如 ICD-9-CM、CPT、ICD-0、IUB、ILO、AHFS、NANDA、SNOVDO 等,有利于查询参考。国际系统医学术语全集数据库结构支持多种系统间的交叉联系和检索,也是医院信息管理、计算机化病案管理、医学科学研究、医学信息管理等国内外系统联网的基础数据库。主要用于电子病历。

国际初级医疗分类法(International Classification of Primary Care, ICPC)涉及生物、心理、社会各方面的问题,不仅包含诊断编码,还包含就诊原因、治疗原因和试验结果的代码。

统一的医学语言系统(Unified Medical Language System, UMLS)是美国国立医学图书馆自 1986 年开始研制的统一的医学语言系统,有用的信息分散在不同的数据库系统中。UMLS 是计算机化的情报检索语言集成系统,它不仅是语言翻译、自然语言处理及语言规范化的工具,而且是实现跨数据库检索的词汇转换系统,它可以帮助用户联结情报源(包括计算机化的病案记录、书目数据库、事实数据库以及专家系统)的过程中,对其中的电子式生物医学情报做一体化检索。

二、患者主索引技术

健康档案是以患者为核心的,每一个患者都需要通过一个唯一的识别号来识别集中管理的居民数据记录。患者主索引(Enterprise Master Person Index, EMPI)就是建立患者的唯一识别号,对来自不同的、独立的系统和机构的患者标识实现统一的维护管理,把这些信息映射成统一的标识。通过患者主索引可以检索到所有关于该居民的医疗卫生相关信息。

EMPI 提供患者唯一 ID,同时存储居民基本信息以及一些外围信息，EMR/EHR 存储患者完整的电子病历信息或者健康档案信息。

1.EMPI 主要实现的功能

（1）患者主索引

实现患者的区域性唯一标识（ID）（分配、删除、合并等）。

（2）ID 映射管理

基于患者唯一号,实现患者在各医疗卫生服务机构间的 ID 以及其他各种身份 ID 的映射管理和查询;保证多医院 / 医疗机构之间患者信息（patient profile）的一致性。

（3）基本信息管理

患者个人基本信息、基本健康信息管理。

（4）主索引查询

主索引患者信息访问控制,基于患者的基本信息模糊查询。

（5）主索引数据维护

主索引数据人工维护,如人工合并重复患者主索引等。

（6）重复信息匹配

自动识别匹配重复患者主索引,自动合并功能。

2. 患者身份的唯一标识的实现

对患者身份的唯一标识通过区域医疗居民统一身份标识平台（PIX 平台）来实现,这是基于 IHE ITI 的 PIX 规范的实现。

（1）患者身份提交

身份提交是实现跨域区域医疗信息共享的基础,通过身份提交,中心端按照一定的规则实现不同医疗机构之间居民身份的自动匹配,并且为居民形成一个在区域内跨接入域的居民唯一身份标识。

（2）患者身份注册

当医院中有新患者时需要向市数据中心注册,此时医院需将新居民信息传送给 PIX 平台（居民身份唯一标识平台）,提交的身份信息一般包括:患者姓名、身份证号、出生地、出生日期、社保卡号、联系电话等。同时 PIX 平台应提供居民身份信息更新服务。

（3）患者身份匹配

PIX 平台在各家医院对患者身份注册的基础上,按照配置的患者身份匹配规则,实现一个患者在不同医院所使用的身份间的对照关系,为系统建立自动匹配算法,实现患者身份主索引机制。患者就诊类型包括社保卡居民、医保卡居民、自费就诊卡居民等。对于无法按照匹配规则完成匹配的患者身份需要人工干预完成匹配。

（4）患者身份变更通知

PIX 平台通过建立患者在不同医院的身份关系实现了患者身份的统一。这个统一是通过配置的匹配规则来保证的。患者身份的信息可能会在一家医院进行了更新,这个更新首先通过患者身份注册告知 PIX 平台,PIX 平台将此更新通知给所有相关的医院。

（5）患者身份检索

IHE 提供的患者身份检索有两种方式,其一是不同域之间的身份检索,其二是患者详细信息检索。患者不同域之间的检索主要是借助 PIX 的机制,实现患者身份标识在不同域之间的切换查询。患者详细信息检索是依据居民姓名、卡类型/卡号、证件类型/证件号检索患者的详细信息,包括患者在不同域内的身份标识、患者的联系人等信息。

三、数据清洗技术

数据清洗（Extract-Transform-Load，ETL）,用来描述将资料从来源端经过抽取（extract）、转换（transform）、装载（load）至目的端的过程。

1. 数据抽取

数据抽取是一种从数据源抽取数据的技术实现。具体包含如下两种实现方式。

（1）全量抽取

以数据迁移或数据复制的形式完成数据的抽取过程,它将数据源中的表数据或视图数据从数据库中原样抽取出来,并转换成自己的 ETL 工具的兼容格式。

（2）增量抽取

只抽取截至上次抽取时间节点后数据库中的表新增或修改的数据。在数据抽取的应用过程中,增量抽取应用得更为广泛。在增量抽取的过程中如何定位、捕获变化的数据是其技术实现的关键。对捕获方法一般有两点要求:准确性,能够将业务系统中的变化数据按一定的频率准确地捕获到;性能,不能对业务系统造成太大的压力而影响现有业务。

2. 数据转换

在现实的技术应用过程中,从数据源中抽取的数据不一定完全满足目的库的要求,如数据格式的不一致、数据输入错误、数据不完整等,因此有必要对抽取出的数据进行数据转换和再加工。

数据转换过程可以在 ETL 引擎中执行,也可以在数据抽取过程中利用关系数据库的特性同步进行。ETL 引擎中通常以组件化的方式实现数据的转换。常用的数据转换组件包含数据过滤、数据替换、字段映射、数据清洗、数据计算、数据验证、数据加解密、数据合并、数据拆分等。这些组件被包装成可扩展、可插拔的状态,根据需求可以实现组件的自由组装和数据共享。同时,部分 ETL 工具还能够提供脚本接口,为用户提供一种数据转换和加工行为的接口 ①。

3. 数据装载

ETL 的最后步骤是将转换和加工后的数据装载到目的数据库中。装载数据所采用的技术方法由数据操作类型和数据体量来决定。当目的数据库是关系型数据库时,可以通过直接 SQL 语句进行插入、更新和删除等操作;其中通过 SQL 语句进行操作使用更加广泛,因为 SQL 语句进行了日志记录并且是可恢复的。但是批量装载的方法更加易于使用,且当

---

① 宋菁,胡永华. 流行病学展望:医学大数据与精准医疗 [J]. 中华流行病学杂志,2016,37（8）:1164-1168.

装入的数据体量较大时,速度更快,效率更高。而在实际的业务使用过程中,两个方式可能会交替进行。

四、数据质量控制技术

医疗数据是所有上层医疗应用的基础,数据质量的好坏将直接影响到应用层的使用效果。区域医疗数据具有以下特征。

第一,业务数据来源多样,原始数据质量参差不齐。区域医疗数据是从多个业务单位的多个业务信息系统中获取相关原始数据,数据源多。而且数据在物理结构和逻辑结构上不统一,甚至同一业务单位的不同业务系统之间也无法做到数据物理结构与逻辑结构的统一。这些原始数据的质量缺陷主要表现在数据的完整性、正确性方面。

第二,业务上没有绝对权威,数据缺少比较基准。业务单位业务信息系统的独立性造成数据的独立存在,而且在所有的数据集中缺少绝对的业务权威、数据权威,当出现数据不一致的情况时,无法通过与权威的比较来确定数据的有效性,只能是通过人工的核查干预来解决冲突问题。

第三,业务数据缺少统一关键索引,存在严重的身份重叠问题。数据物理结构和逻辑结构的不一致致使所有数据集没有统一的关键索引,对于市民使用身份证、护照、社保卡、医保卡等卡证多次就医的情况无法进行有效的判断、统一,造成市民健康档案的"分裂";更有甚者,如身份证重号等系统外的原因,还会造成不同市民的健康档案"混合",这些都会造成健康档案无效[①]。

由于历史和现实的原因,上述问题不仅在过去存在,而且在将来的一段时间内还会作为常态问题持续存在,这是对区域医疗数据质量的严重干扰。需要针对业务数据的获取检验、使用全过程建立起完整的数据质量保障体系,提供覆盖业务单位数据质量分析反馈、数据抽取、数据转换、数据清洗、数据加载、数据使用全生命周期的数据质量控制功能。

图 4-1 描述了基本的数据质量控制流程,具体如下。

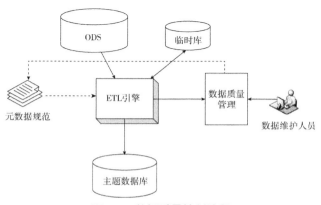

图 4-1　数据质量控制流程

① 夏中尚,杜正彩,邓家刚,等.基于大数据分析的中医治疗糖尿病用药规律研究 [J].世界中医药,2016,11(11):2223-2226,2230.

　　由业务系统中获取的数据首先进入 ODS(Operational Data Store)，ETL 引擎根据元数据规范和业务规则对 ODS 数据进行整合处理，正常数据进入主题数据库，完成整合，异常数据进入数据质量管理系统进行人工干预。数据质量管理系统对异常数据进行人工干预，通过人工干预可处理的批量数据进入临时库，由 ETL 根据新的规则进行处理。通用的干预措施形成元数据规范，进入元数据规范标准，无法处理的数据暂存到临时库，通知业务单位进行处理。

第二篇 应用篇

第五章 大数据在医疗领域中的应用

第一节 大数据在精准医疗中的应用

一、大数据时代下的精准医疗发展

根据美国国立卫生研究院的报告,精准医疗是针对每个人的基因、环境和生活方式进行具有个体差异性的疾病治疗和预防的新兴医疗方法。精准医疗的核心是对医疗数据的采集和分析。上述介绍的大数据平台和算法都可以运用到精准医疗的大数据分析中,而特定的精准医疗的大数据分析还在发展中,目前来看,还没有一个或一家完善的精准医学大数据分析平台或公司,每家平台或是公司都是针对某一个方面,并且这些公司或平台大都处在发展的初始阶段。

Flatiron 健康医疗公司使用大数据和基于云的软件平台来连接全美各地的癌症中心,其中一个项目是通过大数据分析,评估免疫治疗对于晚期非小细胞肺癌的效果。Apixi 公司致力于从电子健康记录中直接提取数据,并产生简单、可靠、安全和可重复的图表表达。HealthVerity 公司建立了一个面向医疗数据买卖双方的云平台,提供患者数据的管理、链接、分发、许可和购买等事宜,希望通过提高医疗数据的使用率、透明度和使用成本,帮助客户获得有关患者健康的新思路。随着大数据和生物技术的不断发展,精准医疗的大数据平台和公司必然走向多样化、成熟化 [1]。

二、精准医学大数据的管理与整合

随着精准医学计划的实施,将产生由不同技术和方法获取的不同层面的大量数据,如基因组、蛋白质组、代谢组等多组学数据,来自纸质病历、电子病历、电子健康档案、可穿戴设备等临床数据,空气质量、地理位置等环境数据。通过对多层次疾病组学数据的综合分析,将有助于人们对疾病形成更加系统全面的认识,为药物研发、临床诊断及个性化治疗提供更多有用的参考信息。美国国立卫生研究院主任 Francis Collins 博士表示,要实现"精准医学计划",第一步就是寻找一种方法将研究中所收集到的各种混合数据进行有效的整合。如何对多元异构数据进行有效采集、管理、整合、挖掘与分析,成为精准医学计划面临的重要挑战。

数据整合是把不同来源、不同格式、不同性质的数据在逻辑上或物理上有机地集中,为用户提供全面的数据共享,进而进行进一步的数据挖掘和分析。目前,精准医疗主要需要管理和整合的数据库包括以下几种。

---

① [美]NATHAN Y. 鲜活的数据:数据可视化指南 [M]. 向怡宁,译. 北京:人民邮电出版社,2012.

（1）临床数据库

临床数据库主要包括记录在院内的电子病历系统、临床研究电子数据采集等数据库中的患者基本信息、主要疾病和健康问题、主要医疗卫生服务记录、实时健康流数据、历史疾病数据、体检及基因检测数据、健康消费行为等数据。在精准医疗中，临床数据库主要承担将科学信息（如生物标志物、突变、路径、药物）与临床数据（如生存、复发、病理、用药与治疗、反应）整合的功能，以促进生物信息学的临床转化能力。美国癌症研究所于 1973 年建立的 SEER 数据库，收集了全美近 40 年来的肿瘤发病率、病死率等数据，就是在 SEERSTAT 软件的基础上研发的肿瘤登记信息平台。该信息系统信息量大，瘤种多样，并可以通过网页进行开放式检索，为肿瘤的研究工作开拓了非常广阔的平台。美国临床肿瘤学会（ASCO）创建的大数据平台 CancerLinQ 可以将 EHR 转入 ASCO 的数据库，并实现数据共享。此分析平台不仅能够发现异常基因，找出基因相互作用及其系统性变化，还能够在此基础上进行基因测试，并对肿瘤医生的行为进行汇总，然后给出临床决策支持。

（2）生物样本库

生物样本库又称为生物银行（biobank），经济合作与发展组织（Organization for Economic Co-operation and Development，OECD）将其定义为："一种集中保存各种人类生物材料（human biological material）和相关数据、信息，用于一个群体或较大人群子集的疾病临床诊疗与生命科学研究的有组织的应用系统。"生物样本库类型多样，常见的有组织库、器官库、细胞株（系）库、干细胞库、基因库、RNA 库、蛋白质库、基因表达谱数据库、代谢路径数据库、疾病数据库等。

（3）基因组学数据库

在基因研究方面，香港理工大学研发了分析基因之间相互作用的大数据平台，可揭示在癌症中基因网络的失控机制。在药物基因组研究方面，药物基因组知识库收集了已知的影响患者对药物反应的遗传信息。美国癌症基因组图谱（The Cancer Genome Atlas，TCGA）计划推动了癌症基因组学研究的发展，为大规模癌症基因组学研究计划的实施提供了参考。

（4）其他数据库

其他数据库主要是指其他相关数据库存储的信息，如医疗保险部门的数据库、药物资源相关数据库、各类各级标准数据库等。

疾病的发生与发展涉及基因组、转录组、表观基因组、蛋白质组及代谢组等多个不同层次的变化。单组学数据的分析往往只能体现出疾病样本中一个层面的变化，在筛选疾病靶点方面具有很大的局限性。建立整合临床数据、基因数据、生物样本数据的数据库迫在眉睫。许多研究机构已经在做这方面的努力。梅奥诊所研究人员将电子健康档案与生物样本库进行关联，获取生命质量和健康行为，研究影响住院风险的因素，得出自我感知健康状况可能是影响因素之一。软件公司 SAP 正在扩展电子病历系统的基因组学新功能，他们把患者的基因数据融入电子病历系统中供一线医护人员使用。这个全新的电子病历系统将具有实时分析大规模生物学数据、可穿戴设备数据和临床数据的功能[①]。

---

① 赵保,任慧朋.Hadoop 云平台下医疗档案共享体系的构建 [J]. 中国病案,2016,17（11）:47-50.

精准医学平台属于大数据平台,它将是一个高度集成的数据库与复杂网络。精准的医疗平台不仅要实现分子、环境、行为、社会和临床数据的数据库的整合或建立,更需要考虑如何在各种数据库之间建立起高度的联系,形成生物信息通向疾病与健康层面的知识网络,从而便于数据挖掘以获得有意义的联系。

三、精准医学计划数据管理和整合所存在的问题和挑战

1.在生物医学技术方面

在基因检测上,新一代基因组测序技术使基因数据的获取更加便捷。然而由于基因的表达方式错综复杂,对基因检测结果的解释还远远不够,对产生的海量蛋白质结构的分析也十分困难。与此同时,基因芯片等检测过程中出现假阳性和假阴性的问题亟待解决。

在药物研制上,精准的用药需要建立大量的药物测试研究,而目前大多数疾病的生物学相关的分子途径是未知的。即使是在部分癌症治疗上已研制成功的靶向药物,其适用人群也非常有限。癌症发展模型乃至系统的人体药物模型仍然有待完善。

此外,目前在临床医学和基础生物医学之间还存在明显的脱节,这导致以预防医学为主的疾病管理实施缺乏可靠与严密的理论与实践依据。

2.在信息技术方面

计算机和数据科学在精准医学的发展中起到关键作用。目前云计算、超级计算机、大数据分析技术的进步使大数据的处理成为可能。目前医疗机构也开始在数据的共享上使用云平台,以实现大规模数据的虚拟存储,谷歌云平台目前正在为斯坦福大学的基因数据存储提供服务。对于大型的计算分析工作,IBM 的 Watson 超级计算机已在癌症研究等领域发挥作用①。

在数据采集上,随着精准医学工作的推进,必然会面临从多个医学中心、多个电子病历系统以及不同基因数据库中整合信息。面对数据库的激增,数据整合将面临更重大的挑战。由于缺乏可行的标准,以个人为中心的完整数据不能应用于个性化诊疗过程。目前,医院内信息系统的"信息孤岛"问题也尚未解决。此外,目前的电子病历系统并不支持遗传和基因组信息。

在数据分析上,对于一个复杂的数据库框架建立起的精准医学知识网络,将迫切需要发展不同的数据资源术语以及智能搜索功能来突出重要的联系。比如,如何通过大数据挖掘与分析解释基因型和表型的关联;如何在大数据分析的基础上对精准药物试验构建预测模型,面对临床医疗中数据库的建立,如何去发现新模式;如何通过精准医学知识网络对包括遗传、生化、环境和临床数据的大数据分析,进行精准的疾病预防、诊断、治疗的指导。这些都必须依靠更强大的计算机、大数据理论以及数学统计学方法的支撑。

在信息安全上,随着基于互联网的精准医疗数据平台的建设,必然会受到更多安全性的挑战。精准医学包括了个体几乎所有的信息,其具备的研究价值与医疗价值将使安全隐患更为突出。个人的医疗信息越多,隐私问题造成的社会影响就会越大,这涉及伦理道德、法

律和社会等诸多方面的问题。

四、精准医学数据管理和整合解决方案

参考国内外重要数据库的建设,精准医学大数据的管理与整合作为一项系统性的工作,应做好以下几点。

（1）早期做好数据分析统筹规划,建立全链条的数据管理流程

在建立大型相关数据资源时,需要对早期数据分析进行统筹规划,确保不同科研中心的数据产生、传递、存储、共享及利用等操作的相互衔接与规范化。

（2）建立数据统一规范标准,进行标准化操作、质量控制与权限管理

实现数据整合的前提是双方均要遵守一定的标准,不遵守标准传递过程中的语义将不能准确表达,以至于产生错误信息传递。应参照国际标准,对数据的采集、存储、传递、分析等建立统一标准,并进行标准化操作,加强质量控制和权限管理,保证数据的全面、准确、可读。

（3）加强疾病多组学数据整合分析方法的研究

精准医疗大数据整合分析的首要步骤是对不同来源的数据进行标准化处理,然后通过比较建立不同组学数据之间的关联性和差异性,进而根据这种内在联系再对候选因子进行筛选过滤,最终目标是建立疾病的精准分类、治疗、预后判断模型。目前,多组学数据的整合分析研究还未成熟,亟待开发出通用的数据整合分析方法,以充分利用已产生的多组学数据。

（4）加强分级分类管理,促进数据开放共享

实现生物科研数据共享是一个系统工程,需要进行需求分析、资源调查和分级分类等的研究,从数据类型、处理水平、数据粒度等角度对数据进行精细分类,根据数据类型定义不同用户的数据访问权限以及开放共享数据的内容。

五、精准医学大数据在临床上的应用

1. 精准医疗在临床上的应用由来已久

精准医疗整合了现代科技手段与传统医学方法,致力于科学认知人体功能和疾病的本质,全面考虑遗传、环境、生活方式和个体差异。精准医疗的核心是个体化,实质是对疾病分类的重新定义。例如,以前乳腺癌分为腺癌、乳头状癌等,在精准医疗下,可把腺癌再分为HER-2 阴性和阳性两类,这样的分类过程一直伴随着医学的发展。

从历史上看,人类早期认识疾病只能依靠症状和某些体征,所以中医病名多是根据症状特点确定旳。随着对疾病认识的深入,在病种激增的同时依然发现,相同疾病在不同个体的临床表现多样,不同的个体对药物的反应也有很大差别,在检测人体内一些活性物质时,也发现不同个体其水平存在显著差异。目前所认为的相同病种仍存在明显的异质性,如原发性高血压的低肾素型和高肾素型、盐敏感型和盐抵抗型;动脉粥样硬化患者心脑并发症的发生率存在很大的个体差异;糖尿病控制和并发症试验（DCCT）结果中,有 26% 的人血糖得

到良好控制，但尿蛋白排泄率升高，相反，许多患者尽管多年血糖水平控制不佳，却不发生糖尿病肾病；IgA 肾病临床表现多样，预后相差悬殊，只有 20%~30% 的患者较快地发展为肾衰竭。

总之，精准医学是把疾病越分越细，此过程由来已久，目前的发展是由于分子机制研究的进步，提供了更多可分类的标准。所以说，精准医学更多的是分子医学。

2. 精准医疗在分子分型上的应用

对疾病的准确划分是临床治疗的第一步，精准医疗临床应用的一个重要方向是疾病的分子分型。

（1）单核细胞增生

单核细胞增生李斯特菌是一种重要的条件致病菌，不同亚型菌株的致病力存在较大差异。王文凯等以 86 株单核细胞增生李斯特菌食品分离株为研究对象，采用多重 PCR 的血清分型方法，将这些分离株分为 3 个血清组，即：1/2a 或 3a（72.1%，$n=62$），1/2b 或 3b 或 7（19.8%，$n=17$），1/2c 或 3c（8.1%，$n=7$）。采用 ERIC-PCR 亚分型方法，将这些分离株和 4 株标准菌株分为 10 个类群。将血清分型和 ERIC-PCR 方法相结合，可实现不同来源单核细胞增生李斯特菌分离株的同源性分析[①]。

（2）免疫性肾小球疾病

迄今为止，由于对免疫性肾小球疾病发生及发展的分子机制认识不足，其诊断仍停留于临床综合征和病理形态学诊断水平，缺少有效的疾病分子诊断和分子分型方法。不仅如此，由于在发病机制认识上的局限，免疫性肾小球疾病缺少靶向性病因治疗手段，大多数治疗仍停留于经验性治疗水平。我国研究者在国家重点研发计划"精准医学"专项的支持下，开展基于多组学图谱的免疫性肾小球疾病的分子分型研究。该研究将"免疫性肾小球疾病"作为研究对象，以发现新型疾病分子标志物，构建疾病分子诊断和分子分型体系为主要目的，从基于临床表型的多组学图谱的构建、源于多组学分子分型标志物的筛选和验证、免疫性肾小球疾病分子分型体系的构建和临床转化应用 3 个方面开展研究，以构建免疫性肾小球疾病分子诊断和分子分型体系，并开展独立前瞻性队列验证，最终转化为可支持临床精准医疗决策的数据平台。

（3）糖尿病

韩学尧等通过外显子组测序发现可能导致糖尿病发生的胰岛素基因突变，利用细胞分子生物学研究手段进行功能研究，初步证实此基因突变致病；确认了 PAx4（rsl0229583）与中国汉族人群中 2 型糖尿病的相关性；在前期发现中国汉族人群特有的 2 型糖尿病易感基因位点（NoslAP 基因 SNP 位点，rsl2742393）的基础上，找出与基因型密切相关的差异表达血清蛋白；研究发现 KCNQI 基因区的 SNP 与心电图 QT 间期延长有关。在糖尿病前期队列中，筛选到几个可能影响生活方式干预后体重变化、吡格列酮治疗后体重变化和胰岛素敏感性变化的遗传标志物；在 2 型糖尿病患者中，筛选出几个与二甲双胍降糖疗效和体重变化相关的标志物。在糖尿病合并冠心病研究中,证实非酒精性脂肪肝使动脉粥样硬化的风险增加,即使在糖尿病早期无心肌缺血症状,也存在患心血管疾病可能;低度蛋白尿和楔骨定量也可预测心血管疾病;研究发现微 RNA-22 与肥胖、非酒精性脂肪肝和胰岛素抵抗状态相关。所有这些发现需要在独立样本和扩大样本后进一步证实,将来用于预测糖尿病发生、药物反应、分子分型和个体化诊疗。

（4）急性髓性细胞白血病

1976 年的法国-美国-英国协作组分型诊断标准（FAB 分型）以传统的骨髓细胞形态学和细胞化学染色为主,将急性髓细胞性白血病（AML）分成 M0~M7 共 8 个亚型。虽然方法简便易行,但 FAB 分型无法充分反映疾病的起源、发病机制以及生物学特征,存在判断的主观性、实际诊断和分型符合率较低（64%~77%）的缺陷,因此对临床预后判断和指导治疗的作用有一定的局限性。免疫学、细胞遗传学和分子生物学技术的发展,逐步揭示了特定的异常免疫表型、重现性染色体核型异常、特异融合基因或基因突变/表达异常,能更好地反映 AML 的发病机制、相关临床表现与治疗反应。在此基础上, 1985—1986 年 MIC 研究协作组（Morphological Immunological Cytogenetical Study Group）提出了白血病的 MIC 分型标准, 2001 年国际血液学界推出了造血系统恶性肿瘤 WHO 诊断分型方案,即 MICM（Morphological, Immunological, Cytogenetics, Molecularbiology）标准。该标准在传统形态学和细胞化学基础上,结合细胞免疫学、细胞遗传学和分子生物学标志对伴有重现性遗传学异常的 AML 进行独立的亚型区分,包括伴有特征性 t(8; 21)(q22; q22)染色体易位和 AML1-ETO 融合基因的 AML（即 M2b 型 AML）;伴有 t(15; 17)(q22; q12)染色体易位和 PML-RARa 融合基因的 AML（即急性早幼粒细胞白血病, AML-M3, APL）;伴有 inv(16)(pl3.Iq22)/t(16; 16)(P13.I; q22)和 CBFBMYHll 融合基因的 AML;伴有 llq23 染色体异常的 AML。目前,研究已经证实,上述染色体和基因异常等疾病标志不仅与白血病的发生、发展直接相关,是白血病的致病因素;更为重要的是,这些细胞遗传学和分子生物学标志还能提示白血病预后,对临床治疗具有重要指导意义。

（5）胶质瘤

樊小龙等提供了一组用于预测或辅助预测神经胶质瘤患者预后生存期的基因群,由 PM 基因群和 EM 基因群组成。该用于预测或辅助预测神经胶质瘤患者预后生存期的基因群有 68 个基因,分型标志基因群可将不同数据库来源的神经胶质瘤样本稳定地区分为 3 个特异亚型,极大地克服了现有形态学诊断的局限性,可应用于神经胶质瘤临床诊断,进而指导临床治疗,并可判断神经胶质瘤患者的预后生存期[①]。

2016 年, TCGA 研究团队对所收集的 1 122 例 WHO II 级到 WHO IV 级胶质瘤多维组学数据进行分析,将胶质瘤分成 IDH 突变型和 IDH 野生型两种。其中, IDH 突变型可进一步分成 G-CIMP 低、G-CIMP 高和联合缺失型（codel）, IDH 野生型可细分为类经典型（classic-like）、类间质型（mesenchymal-like）、LGm6 型（LGm6-GBM）和类毛细胞性星形细胞瘤

---

① 卞吉.北京师范大学樊小龙教授团队在脑胶质瘤基因组不稳定性、风险评估及靶向治疗上取得重要进展[J].北京师范大学学报(自然科学版),2019,55(2):184.

（PA-like）。这两类七分型胶质瘤在生存、级别、年龄、组织学类型等临床特征上具有显著差异，在 DNA 甲基化、RNA 亚型、端粒长度及维持机制、生物学标志物等方面亦存在明显不同。通过对中国人群脑胶质瘤基因组学数据库（Chinese Glioma Genome Atlas，CGGA）中 225 例样本的全基因组表达谱芯片数据分析发现，中国人群中脑胶质瘤可以分为 3 个分子亚型：G1 型、G2 型和 G3 型。在 G1 亚型中，患者年轻、预后好，并且 LDHI 突变的频率极高。相对于 G1 亚型，G3 亚型患者年龄大、预后差，LDH1 突变率低。G2 亚型中患者年龄分布、预后以及突变率介于 G1 和 G3 亚型之间。与 G1 和 G3 亚型相比，G2 亚型 lp/19q 杂合性缺失频率很高。此分型能够更清楚、准确地反映中国人群胶质瘤临床和遗传变异特征，更加客观合理地指导患者的个体化诊疗。

6）结直肠癌

2008 年奥吉诺（Ogino）等提出了一个结直肠癌的分类系统，分为 6 个亚型：MSI-H，CIMP-H；MSI-H，CIMP-Low/0；MSI-L/MSS，CIMP-H；MSI-L，CIMP-Low；MSS，CIMP-Low；MSI-L/MSS，CIMP-0：281。因为在 MSI-L 和 MSS 之间的区别是微弱的，在 CIMP-Low 和 CIMP-0 之间的区别也是微弱的，也可将结直肠癌分为 4 个亚型，换句话说，4、5、6 型可合并为一种主要的亚型，即 MSI-L/MSS，CIMP-Low/0，因为它们有相似的临床、病理和分子生物学特征，Asaka 等研究显示 MSI-L 致癌的基因与 MSS 相似，但 Kras 突变的时间和频率不同。

（7）乳腺癌

佩鲁（Perou）等采用包含 8 102 个基因的 cDNA 芯片对 65 个乳腺癌标本基因表达方式的特征进行分析，并在筛选出 456 个内在固有基因亚群进一步研究的基础上，将乳腺癌分为 5 个类型，即管腔上皮（表达正常乳腺管腔上皮激素受体、细胞角蛋白和相关基因）A 型（Luminal A）、管腔上皮 B 型（Luminal B，较 A 型激素受体水平低，组织学级别高）、HER-2 过表达型、基底样型（basal-like，表达乳腺上皮基底样或干细胞相关基因）和正常乳腺样型。在这 5 种分子类型中除正常乳腺样型被认为更可能是存在于标本中的正常乳腺组织污染所致外，其他 4 种类型在预后和治疗反应等方面的特异性在之后大量的临床研究中得到了证实，因而此种分法得到越来越广泛的认可。2011 年 3 月在瑞士圣加仑召开的国际乳腺癌会议上，对乳腺癌亚型病理学及其新定义进行了讨论，乳腺癌分子分型对乳腺癌内在生物学本质的认识及其临床价值得到专家组广泛认可。

（8）胃癌

亚洲癌症研究组织（ACRG）通过对 300 例全胃或部分胃切除的原发性肿瘤样本进行多种数据分析，包括对 49 例肿瘤样本（亚洲胃癌研究群体）进行全基因测序，并确定周期性体细胞突变；以及对另外的 251 例原发肿瘤样本进行基因表达谱分析、全基因组拷贝数芯片检测、靶向基因测序，确定 4 种分子分型：MSS/EMT 亚型、MSI 亚型、MSS/TP53+ 亚型和 MSS/TP53- 亚型。该分型与不同的分子改变、疾病进展和预后模式相关。① MSS/EMT 亚型常见于弥散浸润型胃癌（>80%，ni~IV 期），预后最差，在 4 种亚型中发病较早，复发频率（63%）最高；该亚型的突变率较其他 MSS 群体低。② MSI 亚型主要发生在胃窦部（75%），

60% 以上为肠型,而且部分(50%)在早期可诊断出来(I/E 期):是 4 种亚型中预后最好且复发频率最低(22%)的亚型;该型与超突变相关,如 KRAS(23.3%),PI3K-PTEN-mTOR 信号通路(42%)、ALK(16.3%)和 ARID1A(44.2%)基因突变。③ MSS/TP53+ 亚型和 MSS/TP53- 亚型预后和复发频率居中,其中 MSS/TP53+ 亚型具有更好的预后;EB 病毒在 MSS/TP53+ 亚型中的感染率要高于其他 3 型;MSS/TP53- 亚型中 TP53 基因突变率(60%)最高,相比之下,MSS/TP53+ 亚型中其他基因(如 APC.ARID1A.KRAS.PIK3CA 和 SMAD4)具有更高的突变率。此外,研究者观察到:① MSS/EMT 亚型中的腹膜种植率(64%)高于其他 3 种亚型之和(23%)。② MSK(23%)和 MSS/TP53- 亚型的肝转移率(21%)高于 MSS/EMT 亚型(4.6%)和 MSS/TP53+ 亚型(8%)。值得关注的是,研究者将 ACRG 的分子亚型与新加坡和 TCGA 群体进行比较,发现除了细胞因子和 TCGAC2 群体(在新加坡分类中表达亚型缺失)之外,他们之间具有较高相似的表达亚型,可以得到同样的预后结果。在新加坡和 TCGA 群体中没有相同的亚型可以替代 ACRG 分型的 MSS/TP53+ 和 MSS/TP53- 群体,所有分析表明 ACRG 分型是独一无二的。ACRG 分型与之前分型最大的区别在于首次发现了不同分子亚型的生存时间和复发率的显著性差异,得到了分子分型与临床转归的关联结果,其样本源于亚洲人群,对中国胃癌患者的管理更有临床意义,将为我国胃癌的诊断和治疗带来新的突破。

3. 药物基因组学

精准医学的另一个重要临床运用是药物基因组学。随着人类基因组研究的快速发展,越来越多的现代医学家和现代临床药学家认识到患者个体遗传影响了药物的吸收、代谢、排泄。迄今为止,已在人群中鉴定出数十种酶的活性因人而异。这可能决定了患者对药物有利、有害甚至是致命的反应。个体化治疗是指通过患者体内的有关药物作用靶点、路径、代谢等评估药物对患者可能的作用,提高治疗的针对性,避免反复尝试与不良反应,提高用药的安全性和有效性。通过药物敏感性基因检测,实现对药物敏感性和疗效的预测,进而优化治疗方案,提高疗效,减少无效治疗。目前已经发现众多与药物敏感性有关的基因。

4. 精准医疗临床应用展望与建议

现代遗传学、生物信息学、分子影像学、管理科学等技术的发展为实现精准医学提供了技术保障;高质量、科学的循证医学研究证据为精准医学临床实践提供了理论依据。精准医学是基于患者的基因信息、生活环境和临床数据等背景,为疾病的防治提供支撑。精准医学概念的实现将为医生和患者提供更有效的治疗策略,并实现更合理的医疗资源分配,然而,临床实践的道路是漫长和曲折的,需要我们持续不断的努力与探索!

六、精准医学大数据的发展前景

20 世纪以来,伴随着生活方式巨变及人类寿命的普遍延长,慢性病代替传染病、营养不良等成为最主要的公共卫生问题。芬兰模式证明,整合性预防可以大幅度地降低多种慢性病的发生率。对于已患病人群,规范诊治、积极康复虽可以最大限度地减少致残和寿命损失,但面对大规模的慢性病人群,大规模的医疗投入收效甚微,人类需要新的医学思维模式来应对当前的这种复杂多因素疾病流行的现状。

精准医学理念是在分子生物学、计算机技术和系统科学进步的基础上提出的一种医学理念,试图为当代人类所面临的健康困境提出答案。精准医学是医学模式变革的一次探索,主要内容是基于大数据技术加强多组学和行为、环境信息的整合研究以提升对疾病的认知,并试图在一些疑难疾病上获得进展。已有的研究显示,精准医学虽然面临诸多挑战,如当前对基因的解读、疾病相关信息的整合能力有待提高,但高速发展的还原论医学毕竟给了人们一些前所未有的治疗进步,如在肿瘤分子靶向及免疫治疗领域的进步。

1. 现代医学所面临的挑战

（1）慢性病流行

高龄人群的增多,社会转型和生活方式巨变,引发慢性病大流行。由于慢性病的风险因素控制还没有得到政府、社会和公众的深刻认识,我国多数慢性病发病率仍在持续增加。据2015年6月当时的国家卫计委（今国家卫健委）发布的《中国居民营养与慢性病状况》报告称,慢性病占中国居民死亡原因的86.6%,慢性病导致的医疗负担支出占总支出的70%。慢性病成为一个亟待积极应对的重大社会问题。

（2）已被证实的预防模式未能普及

全球疾病负担研究（GBD2013）结果显示,2013年,中国脑卒中年龄标化伤残调整寿命年（DALY）为2 352/10万,远高于全球发达国家,甚至高于发展中国家平均水平。其实在国际上早有一些成功的慢性病预防模式,最著名的当属芬兰模式。芬兰从20世纪70年代开始,实施了一种以健康生活方式和基层卫生服务相结合的慢性病预防策略,效果显著。1972—1997年间,芬兰北卡省25~64岁男性心血管疾病、冠心病、肺癌死亡率分别下降了68%、73%、71%,男性和女性的期望寿命分别增长了约7年和6年。1969—2001年,北卡省和芬兰全国的心血管疾病死亡率分别从600/10万和450/10万下降到约150/10万,分别下降75%和66%。2014年,美国癌症研究协会（AACR）的一项研究表明,很多癌症病例与吸烟、不健康的饮食和缺少运动有关。在诊断出的可预防癌症病例中有33%的病例与吸烟有关;有20%的癌症诊断病例是由肥胖或者超重导致;有16%的癌症诊断病例与感染某些容易导致癌症的病原体有关;有5%的癌症诊断病例与患者缺乏锻炼有关;有5%的癌症诊断病例与患者的饮食习惯不健康有关;有2%的癌症诊断病例与患者暴露于太阳发出的紫外线或晒黑设备之下有关。结果表明,肥胖或超重、饮食不健康、缺乏锻炼影响所有可预防癌症病例的三分之一。也有研究证实,控制体重可使2型糖尿病得到有效控制,体育运动可使大多数癌症生存者受益。

（3）医疗服务的去人性化现象

慢性病的诊治水平及服务质量甚为堪忧。在医学实践中,无效医疗、错误治疗、过度医疗、治疗不足均非罕见现象。一位德国学者在《无效的医疗》一书中指出,当前在美国有40%的医疗措施是无效或没有意义的。1999年美国医学研究院（Institute of Medicine, IOM）在 *To err is human: building a safer health system* 中指出,美国每年估计有9.8万人死于可预防的医疗差错。而2016年 The BMJ 的一篇文章则声称,医疗差错是美国第3大居民死亡原因。原因在于,死亡证明书将死因对应于 ICDO 而与 ICD 编码不相关的死亡原因(如人和系统的因素)即无法获知。有关研究认为医疗差错相关死亡与沟通障碍、诊断错误、判断错误及技能缺陷有关。在当前实践背景下,我国诸多癌症治疗领域的规范性仍不尽如人意,这也当属医学实践中的"去人性化"现象,这些现象涉及人才与技术、区域不平等、医疗体制弊端等诸多领域,亟须正视和应对。

（4）健康寿命短,健康水平不高

与一些发达国家相比,我国的预期寿命虽已较高,但预期健康寿命仍较低。2013 年的数据显示,日本男性和女性的健康预期寿命分别达到 71.11 岁和 75.56 岁。而同一时期,中国男性和女性的健康预期寿命分别为 65.89 岁和 70.28 岁。

（5）工作与生活质量之间的均衡

随着工业化、市场化的加深,健康问题与工作强度和职业紧张的关系日渐凸显。一项研究显示,职业女性职业紧张水平较高,研究者建议采取相应的干预措施。也有研究者发现,职业紧张可能与乳腺癌发生相关。

（6）社会化的统筹布局

社会因素是影响居民健康的重要因素,WHO 倡议将健康融入所有政策。研究表明,健康与基因遗传和生活习性、生态环境、气候变化、社会结构、医疗服务、食品药品等诸多因素紧密相关。出生、生长、发育、生活工作和养老的宏观环境及其公平性会直接影响健康。全球基本共识认为,健康与贫困、教育、环境、就业等相关,一国国民的总体健康水平与其医疗、药品管理、社会保障、就业、财政、教育、科技、环境保护和民政等密切相关。

2. 精准医学大数据应用的关键问题

基于大数据的精准医疗是当前研究的热点,精准医学大数据应用是一个循序渐进的过程,尚有漫长的道路要走。在精准医疗的探索阶段存在着过热与过度商业化,如何理性审慎地开展适合我国的精准医疗实践,尚需要在理解医疗的历史与未来,并在把握当下我国人民的切实健康的基础上三思而行。

1）哪些患者从精准医学大数据中受益

精准医学大数据构建的主要目标是希望从宏观上重构当前医学模式,能够超越当前医学所面临的困境。在当下的实践中,精准医疗未必能使目标患者获得与其经济付出成正比的受益,因此精准医疗实践颇受诟病。选择精准医疗的适宜人群颇为重要,否则易导致资源浪费。从目前来看,常规医疗不能获得满意疗效,应考虑第二诊疗意见和高质量多学科讨论。如果仍不能达到满意效果,综合患者价值观及需求,升级到类似 MetaMed 的基于医学大数据支持下的高端医疗服务,未尝不是一种有价值的终极选择。

创业公司 MetaMed 是一家基于海量病例数据库和文献库,以大数据 / 人工智能手段整合众多专家意见提供高端定制化服务的医学咨询公司。MetaMed 的工作流程大致如下:首先专家会了解当前的治疗情况和治疗需求,全面搜集病史、身体状况等全方位信息;其次,专家会用最新的科学研究、医学期刊、健康数据和病例做比对;最后,在大数据分析手段的支持下,专家会提供一份详细的报告。报告包括诊断解读、需要避免的病情加重因素、可供选择的治疗方案等。

（2）海量疾病和健康数据的提取模型

数据不等于知识和智慧,将海量的真实世界疾病与健康数据转化为有价值的信息或知识面临着诸多困境。这包括数据质量控制、基于标准化的有效字段提取、数据整合、多源数据分析与数据关联、数据可视化方式等一系列问题。但其中最关键的问题是人类关于疾病和健康问题的知识图谱整合模型,如何整合基因型与表型,如何从目前基于系统论整合疾病事件链的众多影响因素制定决策不仅仅是一个技术问题,更主要是对疾病的认知模型设计问题。

（3）治疗靶点的数据可视化模型

数据来自组学、非结构化的电子记录以及各种文献数据库,如何整合这些复杂的数据呈现在终端是精准医学大数据中非常关键的一步。提取患者的关键数据并加以整合,发现目标治疗靶点。这需要有一种适宜的可视化模式最终呈现给主诊医生,以辅助医疗决策。

（4）基于临床靶点的药物研发

就科研层面而言,整合各种组学信息、各种关联研究的目的是最终开发出对应的治疗手段或药物。精准医学大数据如果不能最终实现对治疗计划的有效影响,那就是冗余或者垃圾数据。2017 年 6 月 Cell 杂志刊文认为应当重新审视基因组相关性研究(Genome-Wide Association Study, GWAS)项目,因为越来越多的证据表明,以多组学加深对疾病的认知受益并非如早前的假设。对患者做组学探索到发现靶点,从发现靶点到研发治疗药物或方案有时候仍有很长的路要走。

（5）基于信息整合的优化干预方案

精准医学大数据是一种多源数据整合出的综合信息展示,它的最终目的是制订一个具有高度依从性和有效性的疾病或健康干预计划。从当前来看,从设想到落地仍存在不小的距离。

3. 未来疾病控制与健康服务模式趋势预测

随着以组学和大数据处理技术为核心技术的新一代医疗服务模式的完善,我们预测,在精准医学大数据的驱动下,未来疾病控制与健康服务场景会呈现出如下特征。

1)疾病与健康认知领域

精准医学实践有助于推动疾病定义的进一步精细化,例如,在癌症领域基于组学的分子分型显示了与预后、治疗措施之间更好的相关性,另外一些分子分型有助于发现半乳糖不耐受或者酒精代谢障碍等,从而以一种新的方式定义健康状态。

疾病和健康的多组学信息支持:组学是指由基因组学、表观遗传学、代谢组学、蛋白质组学、微生物组学等衍生的一系列组学为基础的基于对人体本质深入细分和整合的一个学科群。暴露组学作为基因组学的补充是指从妊娠开始贯穿整个人生的环境暴露(包括生活方式因素)。暴露源包括外源(污染、辐射、饮食等)和内源(炎症、感染、微生物等)。继GWAS 之后发展的全暴露组关联研究(Epigenome-Wide Association Study, EWAS),就是对在未知方式下暴露的精细评估。组学信息是当前加深对疾病与健康理解的主要信息来源,未来医疗数据信息系统(人体 GIS)将会普及,它将包括你的全基因组序列、传感器数据、医疗记录、扫描影像等。GIS 信息将成为医疗或者健康决策的重要参考。

基于全球范围的累积性支持数据库:大数据的核心是数据的不断积累以及关键有效信息提取技术的不断进步。真实世界的研究正是以此为基础,随机对照试验研究为临床患者的治疗提供了基本的参考,而大量的真实世界研究作为随机对照试验研究的延伸与补充,对于改进临床患者的诊治水平具有重要意义,同时可以促进临床指南的改进与提高。Flatiron Health 是一家致力于整合癌症相关医学大数据的创业公司,试图全方位服务于医院、制药公司及患者。PatientsLikeMe 是一个让患者作为主动角色相互分享信息获取帮助的社区网站,它汇聚了大量有价值的患者数据,可以为研发新的治疗策略和药物提供帮助。未来有可能在建立同行标准的基础上,整合一切有价值的疾病和健康相关数据组成全球大数据,产生当前不可能获取的知识,尤其对于罕见病、少见病。

复杂疾病与健康问题的人工智能辅助诊断:未来将从海量的数据中获取有用的信息,作为有价值的知识或者证据,进一步提炼关键特征,直接用于诊断。影像组学、病理诊断均会取得很大的进步,组学诊断的解读也一样。当前人工智能在影像和病理诊断某些领域的准确性已经接近一流医学专家的水平。

2)疾病和健康干预领域的变化

组学、环境、行为信息的整合将会提供一种更加完整全面的人体疾病易感性和健康模式信息,基于代谢免疫特异体质、基于生活习惯、基于心理特征的全生命健康干预模式将会融入日常生活,成为一个社会的一种最基本的文化。而大数据、人工智能这些也将成为日常医疗活动的一部分,未来的预防与治疗措施将会更多地考虑价值观与依从性,考虑人性的特点。

(1)健康生活方式普及

健康生活方式有助于预防疾病,而且对绝大多数疾病都有很好的预防作用。未来健康生活方式将成为一种自觉的选择,这基于全民和社会管理机构对疾病与预防性措施的高度认知统一。在这种共识之上,健康生活方式成为一种习惯和价值观,慢性病将大幅度减少。

(2)药物开发模式变革,药物更加低毒有效

鉴于精准医学的进步,药物开发更加有的放矢。基于对化学分子和数字人体的深入认识,未来的药物将更加高效;基于药物代谢基因组学的成果,药物的不良反应在设计阶段就会先考虑到。由于更精准的研发模式和更多的选择,安全高效的药物成为一种常态。

(3)生物工程技术

生物学在组学深入研究的基础上取得广泛的进展,新一代疫苗技术、干细胞、基因编辑细胞、基因编辑技术等进入实用和成熟阶段,弥补药物治疗等常规治疗模式的不足。

(4)进一步揭示心理与精神健康的生物学基础

20 世纪的天才心理学家荣格曾预言,心灵的探讨必定会成为未来一门重要的科学,这是一门我们最迫切需要的科学。因为世界发展的趋势显示,人类最大的敌人不在于饥荒、地震、病菌或癌症,而在于人类本身。就目前而言,人们仍然没有任何适当的方法,来防止远比

自然灾害更危险的人类心灵疾病的蔓延。随着认知科学和神经科学的深入发展,人们对心理与精神疾病生物学基础的认知将更加深入。这有助于人们找到改善人类心理和精神健康的办法。有学者断言,大数据时代人类将实现物质上的自由,社会价值观将由追逐物质文明跨入重视灵性文明的时代。

（5）环境安全与健康问题

未来社会物质会高度发展,人类不再会为了 GDP 而牺牲环境和健康。由于技术的进步甚至产生了更加先进的环境控制技术,在环境改造中加入智能与健康元素。到那时,健康城市不再是一种概念,而是一种可以落地的理念。

（6）传统医学的知识发掘与优化

传统医学中蕴藏着丰富的宝藏,青蒿素、亚砷酸只是其中的一部分;除了药物之外,一些古老的健康技术也在焕发青春,如瑜伽、冥想、静坐、气功、太极拳、五禽戏等。针灸、按摩等也在现代科学技术的解读下发挥着一些特别的作用。世界各民族保留大量的传统医学方法,在美国的一线医学中心,这些方法得到严肃的研究和应用,广受欢迎,弥补了现代医学的不足。

（7）依从性更高的治疗计划

不少烟民都明白吸烟的危害,但是真正能戒烟的却不多,这主要和患者对吸烟危害性的认知有关。不仅是健康教育,各种治疗模式的依从性也是如此。如何实现依从性更高的治疗,需要考虑到治疗的毒副作用和不适感以及价值取向。未来的医疗干预模式会更精细地关注到患者的行为与心理,也会从多种角度考虑药物的依从性,进而实现人性化治疗。

（8）含老年医学在内的全生命周期管理

精准医学的概念势必会覆盖全生命周期管理,而一些特殊人群有着特别的健康问题。在老年人群中,多病和共病是常态,而且面临多种器官的功能衰退,甚至包含失能失智。综合老年评估(Comprehensive Geriatric Assessment, CGA)是一项重要的老年健康管理工具,可以帮助有效识别除衰竭失能失智人群以外的绝大多数老年慢性病人群的健康问题,进而有效提升生存质量。

3)医疗服务管理和模式

优质的医疗服务不仅仅取决于技术的进步,还在于理念和管理。

（1）以患者为中心的服务模式

在临床试验中,早已开始重视患者报告结局(Patient Report Outcome, PRO),这凸显了对患者主观体验和生存质量的重视,而不再是冷冰冰的技术主义。现代医学越来越回归到医学的原点,体现对人的关怀,体现人文主义。20 世纪叙事医学的兴起也体现了这一思想。作为现代医学发展方向的精准医学,会更加注重患者的体验与感受,更加体现以患者为中心的理念。美国医学研究所的一份报告认为未来医疗应从 6 个方面关注患者:以患者为中心,尊重其价值倾向与表达需求,协调与整合患者的照顾需求,提供情绪支持,邀请患者的朋友及家属一起参与医疗照顾,医生有告知、沟通与教育患者的义务。

（2）基于全球联网大数据支持的医疗决策支持系统

基于大数据人工智能技术的决策支持系统将来会成为主诊医生的标配,将医生从浩瀚的文献和知识海洋中解放出来,医生将更加专注于对可选治疗方案的评估和决策支持系统的改进,以及对患者的健康教育与人文关怀。

（3）医疗服务机器人及设备智能化物联网

未来医疗服务机器人将普及,代替专业人员从事一些基础性或特别的工作,如病历记录、物流运输、健康教育、辅助手术;而医学服务场所也会有极大的变化,智能化物联网成为标配。

（4）医务人员从繁重的日常医疗工作中解放出来

医务人员将会有更多的时间用于与患者交流、治疗决策、开展科学研究,医务人员有了更多的休息时间,健康得到保障,生活开始丰富,当然从事工作的时候也会有更高的效率。

（5）新的技术引发更多伦理学难题

未来人类将因技术的进步而有更多的伦理困境,主要是基因歧视和隐私问题。

可以肯定的是,建立于大数据基础之上的未来医疗模式会以前所未有的速度进化,不断提升疾病控制与健康促进能力。这并不是说这一模式可以解决所有的问题。精准医学只是基于大数据技术整合环境和行为、组学及传统临床信息的精细化医学服务理念,它有助于某些疑难杂症的理解,从而有可能发现干预方法,但这并非代表它在所有领域无所不能。

值得期待的是,当前人类已经在生存条件、预期寿命、卫生保健领域取得了长足的进步,未来随着社会文明程度的发展、社会健康支持环境的完善、个人保健意识的提升,慢性病有望大幅度减少,而医疗服务也将更加人性化和精确。

精准医学理念是人类力图重构当前疾病控制现状,提升人类健康水准的一次宏伟计划,初始阶段的实践必定会遭遇这样那样的困难。基于人类共同的美好理想与追求,我们当以宏观历史的眼光看待它。相信随着各种条件的成熟,未来医学必将突破当前现实的无奈,走向更加人性与准确的状态。

第二节　大数据在临床医疗中的应用

一、临床大数据概述

根据麦肯锡估计,仅在美国,若使用大数据技术,至少每年将减少 165 亿美元的国家医疗健康开支,这里做一综述。

1.定义

临床医学以基础医学为基础,研究疾病的病因、诊断、治疗和预后的一种医学应用。因而,临床数据的定义是在临床医学中获得的所有数据的集合。

医院作为临床医学的主要应用主体,是产生临床数据的主要机构。医院信息化的发展也使大规模获取临床数据成为可能。我国医院信息化建设经历了 20 余年的发展,已从当初的以财务结算为中心构建医院信息系统,转为现今以临床为中心建立临床信息系统。医生工作站、护理工作站、实验室管理系统、医学影像传输与存储系统、病理管理系统、手术麻醉管理系统、重症监护系统、心电及电生理管理系统等信息化应用在医院中逐步建立和推广。通常,一家拥有医学影像信息系统的三级甲等医院年新增数据量超过 1 TB。由此可见,大量的临床数据正逐步积累起来。

同时,从 2006 年起,区域医疗信息共享网络建设已成为医院信息化发展的另一热点。上海、广东、浙江等在区域诊疗信息共享等领域进行了有益的探索,形成了多个区域医疗数据中心,已形成了一定的示范效应。这也为在区域内利用多个医疗机构的临床数据进行大数据分析提供了基础。

2. 特点

临床大数据涵盖了医疗的全部过程,主要有患者个人信息、医患行为信息、临床医学检验检查信息、电子病史信息、手术信息等。这些临床数据由于其特殊性,存在着不同于其他应用领域数据的诸多特点。

(1)初始性

临床数据具有初始性,表现为数据是通过与患者的各种类型直接接触而获得的。这种接触包括直观的检查、问诊交流等方式,也包括借助医疗仪器、设备、试剂等进行的采集、分析和计量等。医护人员通过这些手段,获得患者第一手的数据,而不是被加工和被整理后的信息。因此,临床数据是其他医疗应用的原始数据源。

(2)多样性

临床数据是从医学成像检查设备、实验室检测设备以及医生与患者的交流中获得的,所以具有多种不同的形式和结构。最常见的包括:超声、CT、MRI、DSA 等医疗成像设备中获取的医学影像;实验室试剂分析、动态血压仪等得到的数值型检测结果;心电图仪、肌电图仪、脑电图仪等产生的信号数据;病理切片镜下观测、细菌培养观测等得到的文字描述数据;其他如患者的身份记录、症状描述等文字描述信息;以及用于教学的动画、语音和视频信息等。这些数据中除了适合计算机处理的传统结构化数据,也存在着大量自然文本、影像等半结构化、非结构化数据。同时,由于上述临床数据的数字化发展时间较短,导致同一类型数据的表达格式差异较大。如医学影像数据,除目前使用最广泛的符合 DICOM 标准的数据外,还包括了原先的 JPG、BMP 格式数据。

(3)时序性

临床检测获得的波形、影像、结果都是时间的函数。患者的诊疗记录、病史记录和诊断等也反映临床治疗中某个时间点的状况,具有明确的时间相关性。同时,临床数据随着患者疾病的发展变化而改变,因此临床数据体现了很强的时序性。而患者的身份记录等静态数据,虽然不带有时序性,但都是对患者在某一时刻医疗活动的记录。

(4)不完整性

由于临床医疗在时间、技术和成本上的局限,使临床数据库不可能对任何一种疾病信息都能全面地反映。因此对每个病例,其临床数据都是有限的。这体现了临床信息的不完全性。同时,医护人员对临床数据的表达和记录本身就具有不确定和模糊性的特点,这种疾病描述的主观不确切,也促成了临床数据的不完整性。

（5）冗余性

临床诊疗会因对个体病例多次治疗、多途径检查而产生大量相同的或部分相同的信息。这些临床数据存储在临床数据库中,便形成了冗余。虽然这些信息可以对特定病例起到相互印证的作用,但其也可能给医护人员造成数据选择上的问题。

（6）隐私性

临床数据不可避免地涉及患者的一些隐私信息。当这些隐私信息使患者在日常生活中遭遇到不可预料的侵扰时,就产生了隐私性问题。隐私性还将带来安全性和机密性问题。当未被授权的个人或机构设法取得这些隐私信息时,就产生了安全性问题,而当拥有隐私信息的研究人员与未经授权的个人或机构共享这些患者信息时,则暴露出了机密性问题。因此,临床数据的利用者在进行科学研究时,有义务和职责去保护患者的隐私,并且确保这些临床数据的安全性和机密性。

（7）主索引性

临床数据一般以患者为主线,将患者在医疗机构中的历次就诊时间、就诊原因、针对性的医疗服务活动以及所记录的相关信息有机地关联起来,并对所记录的海量信息进行科学分类和抽象描述,使之系统化、条理化和结构化。在实际的医院系统中,临床数据来源于不同的临床应用信息系统,通过患者主索引（Master Patient Identifiers,MPI）使各个临床应用系统中的数据能以患者为主线加以组织。目前,将社保卡和健康卡合并作为唯一标识是建立患者主索引的常用方法。

综上所述,临床数据构成医疗卫生领域最原始、最核心的数据源。其初始性为区域医疗、公共卫生服务提供了基础性数据,使之发展起自身的大数据应用。其多样性使现已开展的大数据应用涉及广泛,包括了临床诊断、治疗和评估等。与此同时,基于临床数据的各个专项数据子集也派生出不同的专项大数据应用,如药学服务应用、中医药服务应用等。

二、临床大数据应用案例

1.临床决策支持

临床医学由于其复杂性,需要医生有长期的知识积累和临床实践。也正由于其复杂性,使每个医生在提出诊断和治疗方案时,存在一定的局限性。建立临床决策支持系统,可以在医生诊疗过程中将更多的经过验证的临床实践和研究结论提供给他,帮助医生做出更加合理的判断。一般临床决策支持系统由知识库、推理机和用户反馈模块组成。其中知识库包括已知的临床知识和规则,也包括从临床数据中通过机器学习获得的知识。这两方面知识的积累,依靠大数据技术都将取得快速发展。

目前,主要临床知识和规则的获得已从经验医学转而来自循证医学。循证医学思想的核心就是要以临床研究依据为基础进行医疗决策。循证医学的临床研究目前公认的是采用大样本随机对照试验方法（Randomized Controlled Trail,RCT）加 Meta 分析结果来证明治疗方法的有效性和安全性。

　　大样本随机对照试验的实质是通过随机采样,在一定的样本量下针对特定影响因素进行分析,以获得支撑研究结论的证据。但由于受技术和经费的限制,RCT 方法所采用的样本量有一定的局限,在样本采集阶段容易受到人为因素的干扰;同时 RCT 方法一般只对特定的影响因素进行分析,容易忽视或掩盖其他相关因素对结果的影响。因此,循证医学又在向转化医学演进。而转化医学的一大武器就是利用大数据技术。在大数据时代,已经可以通过多中心临床研究对大样本临床资源进行发掘、收集和整理,大数据技术使人们拥有了大样本进行分析的能力。同时,在大数据时代,可以将与样本有关的其他数据进行整合分析,这些数据可以覆盖样本从产生到消亡的全过程。对大样本以及其相关数据的完整分析,可以帮助避免 RCT 方法应用中产生的问题,可以帮助找到原先未能发现的与疾病相关的其他因素,也可以帮助发现更合理的诊断依据和治疗方案。

　　例如,高血压是最常见的慢性病,也是心脑血管病最主要的危险因素。脑卒中、心肌梗死、心力衰竭及慢性肾脏病等是其主要并发症,不仅致残、致死率高,而且严重消耗医疗和社会资源,给家庭和国家造成沉重负担。现在通过医疗机构和疾病预防控制机构掌握的高血压患病人群血压数据、服药治疗数据、心脑血管事件发生数据和死亡数据,进行整合分析,可以更精确地评估不同类药物治疗方案对高血压患者最终导致心脑血管事件的发生率。由此形成的知识库,借助临床决策支持系统可以为广大的基层医生提供高血压治疗的支持。

　　而在美国,医疗保险公司 Wellpoint 也已经开始通过运用 IBM 的 Watson 系统,帮助医生来针对患者的病情进行诊断,目前已服务 7 000 万人。Watson 系统在设计之初,只是用来进行分诊的辅助。而如今,通过建立和完善临床知识库,Watson 已经可以依据与疗效相关的临床、病理及基因等特征,为医生提出临床治疗建议。在癌症治疗领域,目前需要 1 个月或更长时间才能制定出针对性的药物治疗方案,未来利用 Watson 的认知计算技术可以将周期缩短至 1 天,极大提高癌症患者的治愈率。基于大数据技术,机器的诊疗准确率甚至可能超过人类历史上最有名的医生。

　　Watson 在医疗、医药行业可以帮助肿瘤中心做几个复杂癌症疾病的诊断和数据分析;还能够帮助分析疾病风险,保证理赔过程的合规性、合理性,防止滥用和欺诈,保证保险公司基金的安全;医疗机构也可以利用 Watson 规范医疗费用。

　　2. 自我治疗

　　由于大数据技术不但可以在医疗机构和科研机构中得以应用,还可以通过辅以互联网技术改变患者"被治疗"的传统,使患者的"自我治疗"成为一种可行的选择。

　　患者"自我治疗"可以避开当前临床大数据应用中遇到的几个困境。首先,临床大数据应用中往往遇到的是海量的数据,这些数据未被真正数字化,它们或是以纸质形式存在,或是以图像、文本形式存在。对这些数据的数字化处理往往耗时巨大。而患者为"自我治疗"更愿意提供其与疾病相关的所有数据,并且愿意将其数字化,这些数据的准确度也非常高。其次,由于患者对隐私的顾虑和不同医疗机构内部政策的限制,实际要获取完整汇集的临床数据非常困难。借助互联网,引导患者自我提供数据将快速突破这一障碍。

　　PatientsLikeMe 就是一个慢性病患者专属的社交网络,在 PatientsLikeMe 上,患者可以自愿上传并共享自身病情和医疗记录。基于后台大数据处理技术,患者可以测量自己疾病的治疗进展,参考同症状病患的用药情况来决定自己的用药方案。通过患者授权,研究人员也可以获得匿名化的医疗数据进行临床科研,以加速临床实验的进程。

　　房地产经理戴维·诺尔斯(David Knowles),患有多发性硬化症十年。他有在网上搜寻治疗其疾病新方法的习惯,也曾经参加过几个患者社区组织。当他发现 PatientsLikeMe 网站后,就立刻找到有 850 人描述了与他相同的症状,并关注到一种名为那他珠单抗(tysabri)的药物对其症状进行治疗很有效。同时,诺尔斯在 PatientsLikeMe 上找到数百名服用那他珠单抗患者的资料,对这种药物的副作用(如影响大脑、焦虑、疲劳等)进行了评估。他确定,对他来说,风险超过了回报。于是,他带着这种疗法去找了神经病学家讨论。"我认为我现在掌控了自己的医疗护理。"他说。

　　PatientsLikeMe 打破了传统的医患关系,为医疗诊治带来了一种全新的思路,尤其对于慢性疾病的追踪治疗,它将会成为新药研制的一项有力工具。

　　基于此,PatientsLikeMe 网站也形成了自己的盈利模式:在经得用户授权的情况下,将用户的信息卖给制药商。制药商通过这些庞大的、翔实的用户信息记录,可以研究各种药品对不同患者的作用机制,获得研发新药品的充足信息。

　　3. 临床患者行为管理

　　临床大数据应用的一大特征在于整合与临床治疗相关的各方面数据进行专业化处理。这些数据既包括诸如环境因素数据(如气候、土壤、水文等监测数据),生物因素数据(如微生物、细菌、病毒等监测数据),经济社会因素(如经济收入、营养条件、人口迁移、城镇化、教育就业等因素数据),医疗卫生服务数据,也包括个人行为和情绪因素数据。对临床患者挖掘其症状特点、行为习惯和喜好等,找到更符合其特点或症状的药品和临床服务,并针对性地调整和优化将显著提升临床治疗的效果。

　　美国快捷药方公司(Express Scripts,Inc)是一家北美最大的药方福利管理公司,服务数以万计的客户。公司每年能从一亿多客户手中收到近 15 亿个处方,并对每个处方中有价值的数据信息进行分析。

　　快捷药方公司投资建设了 IBM 元数据管理软件,用以记录客户通过邮购、互联网、电话或在零售药店购买药物的一切行为。快捷药方公司还引进了一种名为 Screen Rx 的预测分析模型用于减少慢性病(糖尿病或高血脂)患者不遵从医生处方的问题,以扩展分析预测能力。

　　Screen Rx 预测分析模型包含了 400 多项内容,如患者位置、家庭状况和患者所服用药物的种类等。利用这个模型,快捷药方公司能够迅速发现并采取积极措施对患者加大用药剂量的行为进行评估和干预。据快捷药方公司透露,每年由于患者不遵从处方买药就医,在这方面就花费掉了 3 170 多亿美元,这成了美国成本最高的医疗保健问题。例如,不遵从处方而加大胆固醇药物的剂量可能会促使一些患者心脏病发作,为此患者将花更多的钱用在心脏病的治疗上。基于评估结果,快捷药方公司还建立了有效的干预方式。包括及时提醒患者用药,或者将患者移交给患者援助计划,帮助他支付医药费,抑或将患者转交给临床药师,以便向患者普及由于用药量过大引起副作用的相关知识。

4.基于大数据的个性化诊疗

(1)精准医学的兴起对于知识类型提出更高要求

精准医学是在生物医学发展到当前这个阶段之后对于医学临床实践提出的新要求。换句话说,就是把当前生物医学研究特别是在分子层面上能够区分出个体差异的诊断、治疗和预后的生物标志物的研究成果和知识快速地转化为临床实践,精准医学是知识转化在当前阶段的一种称呼。而之所以需要把这一类型的知识拿出来讨论,其根本的原因是在今后相当长一段时期内,这类知识将会是医学知识的主要形式,同时这类知识在临床转化中又面临很多挑战。

大规模组学(omics)数据对于临床来讲是一种新的数据类型,对于如何理解、解析和采取有针对性的精准治疗是一个全新的挑战。因此,很多专家认为精准医学落地的基本条件是提供具有精准医学知识的知识库和临床决策支持系统。2016 年,我国启动了"精准医学"重点专项,其中重点资助了精准医学知识库项目。目前来看,比较成熟的精准医学知识是药物基因组学(pharmcogenomics)的知识,比较权威的知识库包括了 PharmGKB,已经有一些基于此类知识的原型系统被构建出来。但是更广泛的诊断、治疗方案推荐等相关的精准医学临床知识目前还缺乏有效的组织,大多分散在非结构化文献中。期待在接下来的几年中通过各国政府的支持,相关的知识库能够逐步完善起来,并逐步面向临床应用提供知识服务。另外这类知识库面对的不是常规的用户检索,更多应该能够自动解析组学数据,并结合传统的临床项目给出相应的解释。这些新的知识获取、知识应用形式都在临床知识转化领域提出了新的研究课题。

(2)医疗数据的标准化和结构化是影响通用决策支持框架的主要因素

医学数据的标准化长期以来一直是制约医疗数据二次利用以及临床应用可复制性的关键因素。前面章节讨论的构建出通用临床决策支持框架面临的一个重要问题是,虽然框架提供了数据获取服务,但是这些数据并非以标准化的形式给出,各个临床决策支持应用需要有针对性地订制如何解析这些数据,也就是说如果这个系统推广到不同的医疗机构,其上的各类应用都需要有针对性地订制。因此,推动临床数据的标准化这一基础性工作还是要长期坚持。

事物的发展有其必然的规律,数据—信息—知识的各个层面的应用都受制于前面阶段的基础,其基础的建设情况决定了其后能够支撑的应用。目前的临床数据还存在大量的非结构化信息,这妨碍了对于这些信息的自动化利用。而且,也不可能基于这样的信息开展智能化知识应用。因此,不断提高临床数据的结构化,或者提供更好地能够处理这些非结构化数据的技术(如自然语言处理、医学图像处理等),是今后知识转化所必需的。

(3)非监督的(深度)机器学习知识的阐述问题

人工智能的发展使得知识不再局限于规则化表达的知识,更多的知识蕴含在大数据中。越来越多的深度学习可以在非监督的环境下提取这样的知识,并在一些场景中(如医学图像的判别)达到或者超过人类专家的水平。但是在更复杂的临床场景中,这样的知识应用面临的一个直接问题就是,临床医生不太愿意接受一个他们不能够理解的建议。虽然深度学习在很多场景中表现出很好的性能,但是在一个个例中如何解释其结果才能让临床医生接受,目前还缺乏有效的手段。需要研发能够解释深度学习模型的算法,把隐藏层工作的机制通过语言或者可视化的方式展现出来。这种新型的知识获取、管理和应用是突破传统的知识发现长周期的关键,有了这样的突破才有可能构建出实时的学习型生物医学生态。

（4）构建学习型生物医学生态圈

美国医学研究院最早提出了学习型医疗系统的概念。这个概念的内涵是"将科学、信息学、奖励政策和文化等多方面协调一致的系统,能推动医疗的持续改善和创新,将最佳医学实践无缝嵌入医疗服务的交付过程中,并使新知识成为交付经验的完整副产品"。这是一个理想的医学知识转化的过程,知识的发现不再是一个独立的过程,而是通过日常的临床实践形成的数据可以得到新的真实世界证据(Real-World Evidence, RWE)。但是构建这样的体系,需要长期的建设。一方面通过逐步的医疗信息化,深入采集到更多、更全面、更准确的数据;另一方面依赖于大数据分析技术,需要同时打通临床实践、药物开发、基础研究、转化研究等多个生态。因此,笔者认为建设学习型医疗系统其实建设的是学习型生物医学生态圈。学习型医疗系统将具有以下特征。

智能自动化:知识发现是一个自动化的智能过程,不需要有目的的启动一个特定的研究。例如,所有的药物不良反应的知识每天都在根据真实世界大量用药数据自动地更新,并在合适的阈值发出警报。

比较效果研究:所有的比较疗效的决策都是真实大数据的结果,医生随时可以获得当前的分析结果,同时自己的决策也会被接下来的分析所利用。

监管:所有的监管都是基于当前最新的知识和最新的数据,如当一个药物的不良反应被系统发现之后,相关的监管会实时地依据这样的新知识开展。

预测模型:提供预测的有效手段,可以就决策可能带来的结果开展定量的精准预测,让所有的决策能够获得更完善的支持。

临床决策支持:整个系统随处都是决策支持服务,其中既包含了主动式的警报、推荐等,又提供了用户发起的被动式的预测、分析、监管等。

在人类没有完全战胜所有疾病、在医学知识还不能精确地回答每个临床问题的情况下,在新的医学知识不断出现的情况下,医学知识的转化会是一个持续的课题。利用技术手段更好地服务临床、提供决策的支持,让更多的人更早摆脱疾病的困扰,是所有医学信息工作者应该秉持的最高信念。

随着信息技术在医疗领域内的广泛应用,大量的患者临床诊疗数据会被电子病历等各种医疗信息系统记录并保存,不仅为医疗服务的审核和分析提供了必要的数据依据,同时也能有效地反映患者临床诊疗过程的真实情况,是评估患者疾病风险、优化医疗干预实施策略的宝贵数据来源。因此,可以利用数据挖掘技术分析电子病历数据,发现潜在的风险因素及其影响临床主要不良事件发生的权重,挖掘医疗干预与临床主要不良事件的关联模式,为临床医生评估疾病风险,分析医疗干预的应用效果提供有价值的参考依据。

　　国内外已经有学者尝试使用数据挖掘技术评估患者的疾病风险。例如,吴(Wu)等人通过使用从盖辛格(Geisinger)诊所采集的536位心力衰竭患者数据以及大约10倍数量的对照组患者数据,采用逻辑回归、支持向量机以及Boosting算法构建模型,预测患者在正式诊断为心力衰竭6个月前是否为心力衰竭患者。实验结果显示:逻辑回归与Boosting算法均取得了曲线下面积为0.76的预测结果,能有效对潜在的心力衰竭患者进行提早预测。唐(Don)等人提出了一种新的遗传模糊算法来构建不稳定性心绞痛评估模型,从而克服现有模型中不能处理变量中固有的不确定性的问题。该方法通过医生人工评估患者风险辅助模糊关联规则挖掘,从而构建评估模型。模型对54例不稳定性心绞痛患者进行评估,取得了85.2%的准确率。辛格(Singh)等人采用了基于范数2的逻辑回归算法来构建针对肾功能恶化的风险预测模型。研究提出了3种不同的模型来探究将时间信息综合到预测模型中所产生的影响。丘尔佩克(Churpek)等人通过使用一种离散时间多项逻辑回归模型预测患者发生心脏骤停等不良事件的概率。Bandyopadhyay等人针对电子病历中常见的缺失值问题,提出了一种基于贝叶斯网络的机器学习模型,通过使用电子健康数据预测患者发生不良心血管事件的风险。黄(Huang)等人在传统的心血管风险评估模型的基础之上,基于潜在狄利克雷分布,提出了一种名为PRSM的全新的非监督式概率主题模型框架。与传统的逻辑回归和支持向量机算法相比较,该研究提出的方法不仅能够更准确地对患者进行风险分层,同时还能归纳概括出相应风险层级患者的特征状况[①]。

　　总之,随着医院信息化程度的不断提高,大量电子病历数据为心血管疾病的预测评估研究提供了新的选择,各类疾病风险预测模型层出不穷。与传统的队列研究相比,基于电子病历数据的研究方法克服了入组对象与实际临床患者存在偏差、少量风险因子限制模型性能以及难以纳入新发现风险因子等不足;同时,基于电子病历数据的不良事件预测模型,多采用更为先进的机器学习算法,在模型预测性能上取得了显著的提升;并且针对数据缺失值、数据不平衡等问题,诸多学者也都展开了相应的研究并取得了有指导意义的结论。

第三节　大数据在医药支付领域的应用

　　对医药支付方来说,通过大数据分析可以更好地对医疗服务进行定价。在医药及其支付领域,大数据有两个主要的应用场景:多种自动化系统和基于卫生经济学和疗效研究的定价计划。

一、多种自动化系统

　　医学大数据分析不仅可以自动保护患者的信息,还可以自动挽救患者的生命。根据美国疾病控制和预防中心的数据,每年配药过量致死的患者中超过一半的死因与管制药物有关,这些管制药物的滥用每年花费国家550亿美元。药房、医生和医院可以借助多样的数据

　　① 许锋波. 数据挖掘技术在医院信息系统中的应用 [J]. 电子世界,2021(2):162-163.

资源分析数据,甚至可以追踪非正常活动来减少管制药物的滥用。在美国加利福尼亚州的处方药监控项目(Prescription Drug Monitoring Programs,PDMP)中,PDMP 作为帮助医生制定处方的一种有效的临床工具,可以帮助医生及时获取患者的历史信息,协助医生为患者开具和分发管制药物,举例如下。

　　D 医生详细介绍了 PDMP 帮助他确认一个患者确实需要用药帮助的情况(图 5-1)。PDMP 报告表明这位患者从多个医生处开出了多种管制药物,同时在服用这些药物。通过与患者通电话,患者告诉了 D 医生所有的情况:他还在另外两个医生那里检查,他很担心医生们的治疗效果是否有效。D 医生告诉他问题的严重性在于他的药物上瘾问题。

　　经过 PDMP 报告和电话的内容分析后,D 医生最后决定该患者的合理用药方案是每两天减少一剂药剂,这样 PDMP 或毒理学的普查就不会有差错。通过病情分析和 PDMP 来核对患者用药已成为美国医学协会减少管制药物滥用的重要保障措施之一。

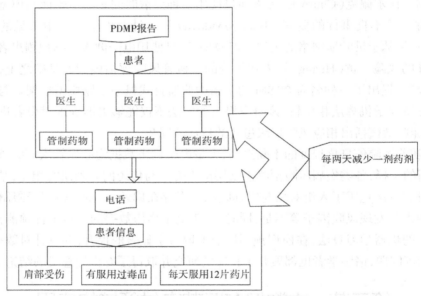

图 5-1　在 PDMP 指导下指导患者用药过程

二、基于卫生经济学和疗效研究的定价计划

　　一种药物是否具有经济性与该国的经济水平紧密相关,已有研究表明,药物经济学评价在控制药品费用不合理增长方面确实有积极的作用,大数据技术可以更准确地分析两者之间的关系。在欧洲,目前有一些基于卫生经济学和疗效的药品定价试点项目。欧洲联盟(European Union,简称"欧盟")内的多个国家设置了药物经济学评价机构,机构类型包括政府部门、研究所、学会等。国际药物经济学与结果研究协会(International Society for Pharmacoeconomics and Outcomes Research,ISPOR)的统计指出,已有很多 ISPOR 成员利用药物经济学制定了多份指南。在 ISPOR 的官方网站(https://www.ispor.org)可以查询到相关国家或地区的药物经济学指南。药物经济学评价主要用于评价新药的治疗价值,指导其定价和

报销。

同时,一些医疗支付方正在利用大数据分析衡量医疗服务提供方的服务水平,根据医疗服务提供方提供的服务是否达到特定的基准来制定标准,并以此为依据进行定价,以实现医疗服务支付方可以基于医疗效果进行支付。

第四节　大数据在中医领域的应用

一、中医的大数据契机

在以往,传统的思辨、规范或实证等研究方法,始终无法证明以"经脉流注"为依据的中国传统医学的科学性,近百年来已先后遭遇 5 次存废之争。

现在,大数据技术也许能从数据角度为中医说话,例如,将中药材药性、产地和制作方法等数据与中药处方数据连接起来,设计新的异常检测或特异挖掘算法找到"十八反"等配伍禁忌,都是比较有价值的研究方法。

1. 中医在现代医学主导下的不足

中医学(Traditional Chinese Medicine,TCM)是中国的传统医学,具有几千年的历史,是人文科学及自然科学中的多种学科的融合体,其理论模式是在古典自然哲学"整体观和辨证论治"的基础上发展起来的,在科学迅速发展的今天仍被世人所瞩目,并不是因为其具有先进的科学理论,恰恰相反,中医学因其古老而深奥的哲学思想而备受世人瞩目。然而,在科学技术日新月异的今天,传统医学的科学性越来越受到人们的质疑。这是由于中医的个性化诊疗,以个体为研究对象,缺少科学普适性造成的[①]。

中国中医科学院首席研究员刘保延指出,中医药学能够发展 2 000 多年而长盛不衰,是因为有确实的疗效。大家对于中医的怀疑关键在于中医疗效证据缺少科学数据的支撑。如果能够把中医药学所有的诊疗过程数据化,把中医诊疗的结果数据化,把中医与患者的沟通过程数据化,中医就真正成为以大数据支撑的令人信服的学科了。

2. 中医诊疗体系的大数据探索

中医现代化的科学内涵是一个很广泛的概念,指在保持中医自身主体、特色和优势的基础上,建立系统完整的科学方法体系,将整个中医学从理论到实践都纳入现代科学整体发展轨道,并运用现代科学方法对中医学理论进行合理解构和重建,通过多学科向中医学的渗透,形成新兴的综合性学科,依靠现代科技的不断发展,来促进中医学向更趋系统化、客观化、科学化、国际化方向发展。中医现代化是一个持续发展的实践过程,要求以现代科学思想为指导,以中医学为研究对象,结合中医学固有的理论体系,全方位、多学科地吸取一切现代科学的理论、方法和技术作为自身的养料,使其学术理论和临证实践具备现代科学的特征。其最终目标绝非实现中西医全面结合,中西医结合只能成为推动中医现代化进程的一股巨大力量,西医学只是实现这一过程可借鉴和可吸收的学科,其不可能取代中医学。

---

① 王鹏,周静,王凯曦,等.健康医疗大数据云平台研究综述[J].中国医疗设备,2020,35(5):161-166.

2000多年前,张仲景并没有像现代医学研究那样进行这么多的实验,但是他写出了《伤寒论》。他在序言中说自己是"勤求古训,博采众方",其实他就是把大家已经积累的经验数据化了,在里面抽取了有关中医防治伤寒病的方法。《伤寒论》至今还在被应用,它对整个中医学界的影响是不可估量的。

大数据时代的到来,引起人们思维的变革是多方面的,最主要有三个方面:一是从随机小样本向全样本转变;二是从精确性向混杂性转变;三是从因果关系向相关关系转变。也就是说,在小数据时代简单范式下,人们往往会将各种复杂事物简单化、静止化,通过精确的抽样小样本,追求因果关系,回答"为什么"。在大数据时代复杂范式下,人们借助各种信息手段,往往会在复杂事物的过程中,通过混杂的全样本信息,首先探求相关关系,用大数据来回答"是什么"。而且往往依据"是什么"就可以帮助解决非常多的临床和生活问题。如大家熟悉的来自2000多年前《伤寒论》中的"白虎汤""麻杏石甘汤"等古代经典名方,临床使用只要方证对应,相关关系明确,常常可以救治危重大病。尽管到目前为止,研究其物质基础的不少,但其复杂关系中的"因果关系"却始终没能阐明,然而这丝毫不影响其临床的使用。大数据时代思维变革,将会使人们从追求因果关系的渴求当中解脱出来,开始寻找复杂数据中的相关关系,用新的视角来看待世界、看待工作、看待生活。

二、中医数据资源

1. 中医典籍

中医古籍是中华民族几千年来防病治病宝贵经验的结晶,是中华民族的优秀文化遗产。中医药古籍文献中所收载的理法方药、养生保健知识取之不尽、用之不竭,具有极高的实用价值。以数字化手段对中医古籍进行处理,既可以使中医古籍的原图原貌永久保存,又可以通过数据库和网络广泛利用,避免阅读原书对古籍造成的损伤。文献数字化的实现把中医古文献自然文本的信息资源集合成虚拟的数字文献信息资源,形成有限的信息空间,实现真正意义的信息共享。从而解决了长期以来中医学科研、临床工作中资料的收集、分类、加工、检索、统计和推理等皓首穷经的原则和研究方法。

以往的研究方式,已不能适应现代社会人们对信息获取的要求,古籍文献学习、利用难,已成为影响中医发展的一个制约因素,所以必须借助当代信息与计算机科学技术来解决此问题。因此,中医古籍数字化是中医古籍保护和利用的理想方式。目前,我国基本上实现了综合性古籍、专题古籍、单本古籍的数字化以及图书馆馆藏古籍资源的数字化。综上所述,在中医数字化诊断技术的逐步完善发展及中医古籍数字化研究成绩显著的基础上,中医医疗事业定将取得长足发展。

2. 诊断数据——诊仪

中医数字化诊断技术是以中医理论为依据,将传统的望、闻、问、切四诊,运用现代科技手段加以延伸、提高,并以数据形式表达,强调客观地评价人体健康状态和病变本质,并对所患病证给出概括性判断的一种技术方法。中医诊断疾病的基本原理包括了司外揣内、见微知著、以常衡变三大部分,其强调了整体审察、诊法合参和病证结合的基本原则。

以整体观为核心的中医学,在长期的临床实践中逐渐形成了其独特的诊疗体系。四诊合参是中医诊断疾病的重要原则之一。患者有明显症状但西医化验指标无异常的临床现象并不少见,西医常称之为"某某综合征"而无特别有效的治疗方法。而有经验的中医通过望、闻、问、切四诊全面收集患者信息,达到以表知里,继而在中医学理论指导下对患者进行辨证分型,完全可以给予一个肯定的病证诊断,采取针对性治疗。但这种四诊信息的采集途径通常是通过医师的感觉器官,信息的处理和整合极大程度上依赖医生个人的知识和经验。医生的水平和能力高低直接影响了诊疗结果分析和中医处方的准确性。医生通过四诊仪获取诊断信息,这个四诊客观化的过程改变了传统中医诊断过程"主体(医生)—客体(患者)"的"二项式"认识关系,变为"主体—工具(四诊仪)—客体"的"三项式"认识关系,其意义是重大的。有效借助现代物理学、数学和生物学的新方法、新技术,尽可能全面、客观地采集相关信息,同时将采集的众多信息进行分析,提取出可以量化的依据,促进中医诊断的量化和标准化。

望诊在四诊中最为重要,该仪器的开发可借带冷光源的高分辨实时摄像设备,能自动或控制完成图像摄取和调焦、颜色校正等,可根据需要来获取舌诊、面部等图像,数据处理方面主要有边缘分割、纹理分析、色彩分析,如对舌色、苔色、舌苔厚度、裂纹、齿痕等舌象指标进行定量分析和分类描述,自动完成舌诊的识别,还可加入红外热像仪获取体表的温度,把望诊拓展到不可见的"红外线"范围,为了方便远程诊断仪器还具有视频图像传输功能,可实时以在线方式远程获取望诊的视频图像和数据。

闻诊仪器的开发包括两部分,听声音是利用话筒和声音传感器将人体生理声音转换成电信号,通过模数转换将声音记录下来,将录制的声音做成声纹图,然后找出声纹特征与已建立的中医病证对应的"声纹库"进行比较,为疾病诊断提供依据;嗅气味是采用人工电子鼻技术,它是将不同气敏传感元集成起来,利用各种敏感元对不同气体的交叉敏感效应,采用神经网络模式识别等先进数据处理技术,对混合气体的各种组分同时监测,得到混合气体的组成信息,可对患者散发出的气味进行检验,如人体的口气、汗气,病室气味等,据此可辨脏腑气血的寒热虚实及邪气之所在。

问诊仪器也就是一个完成人机对话的过程,通过患者与医生的信息交流,从复杂的临床资料中获取针对性的信息,特别是一些仪器诊断无法确定和患者的一些自觉症状,通过问诊来确定证候、性质,并使之系统量化。处理过程主要采用一些人工智能的推理方法,如应用人工神经网络具有大规模的并行处理和分布式的信息存储,以及自适应的学习功能和联想、纠错功能等,对中医证候的特征值进行数据挖掘,提高了证候诊断的准确率。整个问诊的实现可通过一个仪器的人机对话、医生工作站、电子病历等来完成。

切诊仪器的开发关键在于统一仪器的标准,例如在重复性、稳定性、灵敏度、频响特性等方面提出统一的标准,其中关键技术在于传感系统和机械系统,要有精密的控制系统,能自动完成整个切诊过程,达到脉象的准确检测与切诊的灵活控制。它的开发类似机械手,能按照中医切诊要求和指令来完成各种动作,如按法、指法、位置等。要求稳定性好,重复性强。能排除各种影响因素,真实地反映受诊者的脉象,对检测到的信号进行加工处理,并不失真地将数据传送或保存。

3. 医案数据

随着中医药现代化研究的深入,对中医药信息的需求也越来越迫切。长达 5000 年的中医历史积累了海量的医案文献,采用人工查找信息的方法早已不能适应快节奏的要求,而使用数据库技术对中医医案信息进行存储、查找、分析和挖掘成为利用信息的重要手段。

中医医案如《黄帝内经》《伤寒杂病论》等典著一直是中医药探寻者们积极研究的对象,相继出现了很多对中医医案总结归纳、统计分析的文本形式,对中医药的发展起到了巨大的推动作用。但时代在进步,中医药相关研究也应与时俱进。如何将大数据与中医医案的研究结合起来,需充分运用循证医学的理念,将数据库及数据挖掘技术与中医医案研究结合起来。

循证医学(Evidence Based Medicine, EBM)是指基于最好的证据,兼顾经济效益和价值取向,进行医学实践的科学。另外,基于医学实践有针对个人和集体的不同,EBM 又有狭义和广义之分。EBM 是在强调医疗卫生资源的合理配置利用、医疗模式的转变等 21 世纪面临多种临床挑战的情况下应运而生的。EBM 强调的是任何决策和实践都有据可依,这里的"据"就是证据,而且要考察证据的质量,证据要具有广泛的适用性。从某种意义上来讲,中医医案就是中医在临床决策或研究时所参考的证据,但从 EBM 角度而言又不能把传统的中医医案称为证据,因为它们的内容过于混杂、不规范,且个体性太强,没有广泛的适用性。没有了证据,EBM 就无从谈起,因此,将传统的中医医案通过现代化的手段建成完整的证据体系是中医走上 EBM 之路的必经过程。

三、中医数据的典型应用

1. 中医专家库系统

我国第一个中医专家系统——关幼波诊疗肝病计算机程序自 1979 年问世以来对中医诊疗计算机系统的发展也起到了举足轻重的作用。在它的引领下,20 世纪 80 年代相继出现了邹云翔中医肾系统疾病计算机诊疗、教学、护理和咨询系统,姚贞白妇科专家诊疗系统及医学智能通用编辑系统 MT2GIES21,孙同郊乙型肝炎专家诊疗系统,中医辨证论治计算机系统数学模型及软件设计等。不论从知识获取、知识表示,还是推理机的设计,这些系统均应用了许多专家系统的相关技术。但是它们大多数仍属于基于规则的专家系统,语言也是面向过程化的语言,有些系统中的大多知识库和推理机融为一体,在庞大的中医概念和知识体系下,已经显得力不从心。这就需要更多适合于中医诊疗专家系统技术的支持。

中医诊疗专家系统在传统的诊断专家系统和医学专家系统的基础上得到了进一步的发展,知识库和推理机作为系统独立的单元被分离开来,既有利于邻域知识的获取,对中医思想的模拟也迈向了新的高度。其一般结构包括知识库、综合数据库、知识获取模块、推理诊断模块、解释模块和人机接口等。有些基于规则的系统还设置了可信度模块。

医学专家系统应用技术的不断进步为中医专家系统的发展提供了有力的技术支持。但中医哲理深邃、思想独到,中医专家系统所考虑的最关键因素往往是系统能否更高效合理地模拟老中医的思维过程。这也正是中医诊疗系统构建的难点。由于人类所患的疾病具有多样性、多变性和不确定性,应用传统的专家系统技术和计算机技术,对复杂疾病的诊断往往不能得到令人满意的结果,应用传统的基于规则推理的技术显然已不能胜任。这样对中医专家系统的改进提出了更高的要求。近年来不论从知识的获取、表示,乃至推理机制等,更适合中医诊断的专家系统方法技术应运而生。

2. 中医健康服务网络

(1)中药基础信息系统

中药基础数据库是以中药基础科技数据为依据而建立的关系结构型数据库。数据来源于《中华人民共和国药典》《中华本草》等权威工具书及普通高等教育中医药类规划教材。其目的是提供有关中药单味药、中药品种、中药化学成分等的中药生药材鉴定、中药药理、中药毒理、中药临床药理、常用剂量、用法等方面的权威公认基础数据。在建立了严格的数据筛选原则与标准的基础上,主要按中药单味药、品种、生药材鉴定、一般药理、一般临床药理、一般毒理、化学成分、中药炮制品 8 个部分建表,共 227 个字段,对基础数据进行了筛选与加工。目前包含 8 013 种中药单味药,8 199 种中药品种,375 个中药炮制品,5 944 个中药化学成分的相关信息,数据量 44 MB。

数据库以单味药为切入点,依次展开形成了一个大型中草药系统。每个部分既可成为一个独立的个体,又与各表间有着一定的内在联系,使之成为一个有机的整体。

数据库通过中医基础数据平台提供服务。用户可以从单味药、品种、化学成分、炮制、药理作用等主要入口途径,通过不同层次的数据关联查询,实现了相关数据的归类与相关检索。适用于数据发掘、知识再现、新药开发。

(2)中医防治各科疾病专题系统

这是为中医临床与科研从业人员提供中医临床科学及其应用的结构型数据库。以疾病为中心,建立流行病学信息;疾病、证候、症状信息;诊疗信息、治疗信息等相关内容,以及数据来源文献的原文图片。数据库通过临床治疗各科疾病专题平台提供服务。

用户可以通过简单搜索、高级搜索和统计三种方式实现疾病相关数据的检索、统计与数据挖掘。简单搜索:可按疾病、症状、症候中某个单一条件对疾病相关数据进行查找。高级搜索:可按疾病、症状、症候、年龄组、性别、病因、专题分类等条件组合对疾病相关数据进行查找;并提供相关数据的关联通道,方便用户按照提示进行查询和浏览,以及得到各种疾病的病因、症候、症状、诊疗及治疗等多方面的相关统计信息,具有数据统计与分析功能。根据用户需求,实现了临床研究,诊断,治疗,病、证、症关系等 4 大类 64 种因素分析与相关分析,为进行中医药数据的深度挖掘和充分利用奠定了基础。

言而总之,当前在中医药继承与创新工作中已累积了大量的中医药数据资源,整合与挖掘这些数据,能针对中医药数据多态性、不完整性、时间性和冗余性的特征实施合理的数据处理和知识提取,大数据是中医药的大契机。

第五节　组学数据在医学中的应用

一、组学数据

生物和医学数据的快速积累和"组学（omics）"数据密切相关。"组学"是从整体的角度去研究某一类生物物质及其作用方式的研究方法的统称。"组学"的产生和发展依赖于生物数据的产出和信息技术的发展。20 世纪 90 年代，与"曼哈顿原子弹计划""阿波罗登月计划"并称为"20 世纪三大科学研究计划"之一的"人类基因组计划"开始实施，正式拉开了"组学"研究的序幕。科学家第一次可以从整体和系统的角度去审视自身的"构造蓝图"——DNA 的序列，即遗传信息。随着研究的深入，科学家发现单纯地从 DNA 序列的角度去研究，并不能解释很多生物学和医学问题，进而出现了其他多种类型像基因组一样从整体的角度去研究某一类生物物质及其作用方式的研究方法，也就是人们今天所见的"组学"。以遗传信息流动的"中心法则"（central dogma）划分，可以把"组学"大致分成 DNA、RNA 和蛋白质这三个层次，它们各自代表基因组学、转录组学和蛋白质组学的研究范畴。基因组学（genomics）从个体所承载的全体 DNA 分子角度研究生命活动；转录组学（transcriptomics）从细胞全体的 RNA 分子角度研究生命活动；蛋白质组学（proteomics）从细胞全体蛋白质分子角度研究生命活动。蛋白质是生命活动的直接执行者，对蛋白质结构和功能的研究可以较直接阐明生命在生理或病理条件下的变化机制。但目前，蛋白质测定技术还未发展成熟，其精度和通量都存在较大的限制。由于 DNA 测序技术发展最为成熟，所以在生物学和医学中以 DNA 测序为基础的基因组学和转录组学研究最多。此外还有代谢组学（metabolomics），从细胞全体代谢产物和中间产物的角度研究生命活动，以及脂类组学（lipidomics）、免疫组学（immune omics）、糖组学（glycomics）等分支 [1]。

通过这些"组学"技术和方法的应用，为研究人类疾病发生、发展的机制提供了新的思路和"数据驱动"的研究方法。

1. 基因组学数据

基因组学，是一门测定和解读生物基因组的学科，是一门随着大规模 DNA 测序的应用而发展起来的新兴学科。其主要内容是利用 DNA 测序技术，对生物体的全基因组序列进行测定。同时，运用信息技术和数学方法开发一系列数据库、算法和工具，系统地进行生物基因组数据的采集、储存、分析和展示。它起始于 1977 年桑格（Sanger）及其合作者发明了双脱氧链终止法，人类第一次可以通过实验方法获得遗传物质 DNA 的序列。随后出现的以 Applied Biosystems 公司为代表的自动化毛细管阵列电泳（capillaries arrays electrophoresis）测序仪使得大规模 DNA 测序成为可能。在 1990 年正式开始"人类基因组计划"之后，相关的基因数据储存和分析技术也得到了巨大的发展，产生了以"组学"研究为主的生物信息学（bioinformatics）。2005 年以后，基因组学（包括转录组学和相关的生物信息学）得到了

---

[1]　HU D, HUANG Z, CHAN T M, et al. Utilizing Chinese admission records for MACE prediction of acute coronary syndrome[J]. Internation jounal of environmental research and public health, 2016, 13（9）: 912.

革命性的发展。其中,DNA 数据的增长是组学及其相关分析技术发展的根本推动力。从宏观角度讲基因组研究包括三方面的内容:主要以获得全基因组序列和相关功能元件为目的的基因组学(genomics)、以序列功能注释和鉴定为目的的功能基因组学(functional genomics)和以比较不同基因组获得序列功能元件的进化为目的的比较基因组学(comparative genomics)。用于解读和研究基因组信息的分支学科都被统称为后基因组研究(post-genomics)。对于人类的健康而言,单单获取人类基因组序列的信息并不能直接产生对疾病和健康的作用。所以,在人类基因组计划之后,又相继开展了以获取人类基因组多态性为目的的国际人类基因组单体型图计划(HapMap)和千人基因组计划(1 000 genome project)等大型国际合作研究项目。

这些大型研究计划提供的基础数据资源和实用工具,有效地促进了分子生物学和生物医学的发展。在这些数据库中最为权威的三大国际生物数据库为美国的 GenBank、欧洲的 EMBL 和日本的 DDBJ,这三个数据库包括了各个物种完整基因组和单个基因的序列和注释信息。此外还有专注于各个物种基因组结构和注释信息的 UCSC Genome Browsed,日本京都大学的代谢通路数据库 KEGG 等各个研究机构建立的专门数据库。此外对于医学领域,NCBI 等研究机构还提供了专门的疾病相关数据库,如包含了所有单核苷酸多态性(Single-Nucleotide Polymorphism, SNP)的 dbSNPP 数据库、人类医学健康相关多态性的 ClinVar 数据库、人类基因组结构多态性的 dbVar 数据库、用于疾病基因检测信息的 Genetic Testing Registry 数据库、欧洲的罕见病数据库 Orphanet、约翰霍斯·普金斯大学的疾病相关基因数据库(Online Mendelian Inheritance in Man,OMIM)等专门数据库。

2. 转录组学数据

转录组是指一个生物体从基因组 DNA 上所能转录出来的所有 RNA,有时也被称为表达谱。从 RNA 水平研究基因表达及其丰度情况可以推测特定细胞或组织的状态与所具有的功能,不仅可以揭示特定基因的作用机制,还可以用于疾病的诊断,是研究细胞表型和功能的重要手段。与基因组的概念不同,转录组的定义中包含了时间和空间的限定,同一细胞处于不同的生长周期,或者不同类型的细胞,其转录组会有明显的差异。而研究生物细胞和组织中转录组的动态过程和变化规律的学科就被称为转录组学。1991 年 Affymetrix 公司在分子生物学 Southern blot 技术基础上,开发出世界上第一块寡核苷酸基因芯片(microarray),自此揭开了转录组研究的序幕。基因芯片将大量预先设计好的寡核苷酸探针分子固定于支持物(通常是玻片)表面后与标记的样品核酸分子进行杂交,捕捉可以与特定寡核苷酸探针分子进行配对的样品核酸片段。最后,通过检测每个探针分子的杂交信号强度获取样品中相应基因的表达丰度。利用基因芯片技术,研究人员取得了大量的生物学和医学研究成果,如肿瘤标记物 [①]。然而,基因芯片技术需要提前获知待研究样本的基因序列信息,因此对于研究的范围有一定的局限性;并且基于 DNA 杂交的基因芯片背景噪声高,对于未知的、表达丰度不高的转录片段探测能力不强,对于表达丰度非常高的转录片段具有信号饱和区,影响表达量的探测精度;最为重要的是基因芯片技术只能获得探针相关的相对表达丰

---

① 　BUTLER D. When Google got flu wrong[J]. Nature, 2013, 494(7436): 155-156.

度,在一定程度上限制了转录组研究的内容。随着高通量测序技术的发展,很多研究开始使用高通量测序技术进行转录组研究。转录组测序对实验抽提出来的转录组进行随机打断,并对打断后的短片段进行逆转录、测序,获取每个短片段的序列。高通量测序技术测定基因表达量基于以下原理:如果一个基因转录本的丰度高,则来自该转录本的短片段也相对更多,最终测序获得的短片段也越多。该技术具有相当高的可重复性,有文献报道其重复样本间的相关性系数大于 0.9。高通量测序技术在转录组中的应用,也大大扩展了转录组的研究深度。通常来说转录组研究是对同一物种的基因组学研究的自然延伸,即只有获得目标物种全基因组信息之后才可以进行该物种的转录组学研究。对于没有参考基因组数据的生物,基于高通量测序的转录组研究也可以通过转录组 de novo 拼接等技术来获取表达的基因序列及其表达丰度开展相关的研究。也为基因的选择性剪接(alternative splicing),RNA 编辑(RNA editing)、基因融合(gene fusion)等新兴转录组研究领域提供了成熟的技术解决方案。

3. 蛋白质组学数据

与转录组的概念类似,蛋白质组的概念来源于基因组学在蛋白质研究领域的延伸,即一个细胞、一种组织乃至一种生物所表达的全部蛋白质。而蛋白质组学就是在基因组的尺度上研究蛋白质特征的学科,这些特征包括蛋白质的表达、修饰和相互作用等。以此生命活动的具体执行者——蛋白质的角度研究生命活动和生命过程,获得疾病发生、细胞代谢等生命过程的认识。与转录组一样蛋白质组同样具有"时空"的特征,蛋白质组随着时间与不同类型的细胞组织类型发生动态变化。相对于 DNA 测序蛋白质组的测定技术还不成熟,其精度、费用和通量都不尽如人意,对大规模地开展蛋白质组研究产生了一定的影响。目前主要方法有双向凝胶电泳、质谱、蛋白质芯片等方法。Nature 和 Science 杂志在 2001 年公布人类基因组草图的同时,分别发表了"And now for the proteome""Proteomics in genomeland"的述评与展望,直接指出人类在获取基因组测序能力后的另一大挑战——蛋白质组测定。

4. 其他组学数据

（1）代谢组学数据

代谢组学是一种从整体的角度研究代谢过程、代谢产物的科学。代谢组学研究通过测定成千上万个细胞和组织中的小分子研究生物体的代谢过程。代谢组学是继基因组学和蛋白质组学之后新近发展起来的一门学科。代谢组学可以帮助研究疾病诊断、医药研制开发、营养食品科学、毒理学、环境学、植物学等与人类健康护理密切相关的领域。其研究的主要技术手段有核磁共振(NMR)、质谱(MS)、色谱(HPLC, GC)及色谱质谱联用技术。代谢组学现已广泛地应用到了一些复杂疾病的研究中。例如,运动神经疾病(motor neuron disease)、抑郁症(depression)、精神分裂症(schizophrenia)、阿尔茨海默病(Alzheimer disease)、高血压(hypertension)、2 型糖尿病(type 2 diabetes),肝癌(liver cancer)、乳腺癌(breast cancer)、卵巢癌(ovarian cancer)等。

（2）营养基因组学数据

简单来说营养基因组学(nutrigenomics)是研究日常饮食和人类健康疾病之间关系的一

门学科。吉姆·卡普特(Jim Kaput)教授对营养基因组学比较精确地定义:"营养基因组学是日常饮食如何影响个体遗传信息的表达,以及个体的基因是如何进行营养物质、生物活性物质的代谢,并对这一代谢过程做出何种反应。"个体中遗传上的差异不但带来了不同的疾病易感性,同时也带来了对食物的不同反应。营养基因组学的中心理论在与日常饮食和遗传基因对于个体健康都起着非常重要的作用,饮食可以影响遗传信息的表达和作用,同样,遗传信息的多样性也会造成不同的食物代谢谱。目前,肥胖、2 型糖尿病、心血管疾病和一些自身免疫疾病研究较多。

（3）癌症基因组学数据

癌症基因组云图计划从 2006 年起至今投入了 1 亿美元用以研究癌症患者中的 DNA 以及其修饰状态的改变,并希望通过一系列的研究发现导致癌症的根源性的基因组改变。该计划共收集了许多癌症患者的组织或血液样本,涵盖了包含乳腺癌,大肠癌(colon adeno-carcinoma)、肺腺癌(lung adenocarcinoma)、前列腺癌(prostate adenocarcinoma)、甲状腺癌(thyroid carcinoma)以及神经胶质瘤(glioblastoma multiforme)等在内的超过 25 种不同种类的癌症。

（4）肠道微生物组数据

人体大约包含有 10 万亿个体细胞,人类基因组计划已经测定其包含的共有的基因组信息。但人类身体中除了自身的细胞外还存在着超过 90 万亿个微生物细胞,其中大部分位于人类的肠道。肠道中微生物的种群分布与人体健康息息相关,现有不少研究证明了人体微生物组与人体健康的关系。例如,引人注目的粪便移植疗法,就是使用正常人的肠道微生物菌群重建了患者的肠道微生物环境。近年来的研究显示,肠道微生物还与一些人类的非肠道疾病相关,如糖尿病、自闭症、自身免疫疾病等。美国国立卫生院在 2007 年 12 月宣布正式启动被誉为人体第二基因组计划的"人体微生物群系项目"(Human Microbiome Project,HMP)。同样,欧盟已于 2008 年宣布启动人类元基因组(meta-genomics)第七框架资助项目,开展肠道微生物群落的研究。

二、组学数据在医学中的应用案例

在人类基因组计划开始之初,科学家就希望从人类的"构造蓝图"本身审视自身,可以直接地从"构造蓝图"本身解释疾病的发生发展,从疾病产生的本源之处治疗它。当时的科学家有点过于乐观地估计了生命的复杂性,后来的研究表明,单单解读 DNA 的分子序列并不能解释众多基因和生物分子的运行规律。但是人类基因组计划带来的一个贡献是,发展出了由"数据驱动"的"组学"研究模式。不同于传统的"假说驱动"型研究,"组学"研究在一定程度上并不仅仅依赖于现有的知识与理论。通过一些高通量分子测定技术对某一类生物分子进行基因组适度、全面地测定与描述,可以从所获得的数据中提炼潜在的科学现象。这一种研究模式为研究复杂疾病打开了新的思路与技术路线。从近年来医学的发展趋势来看,基础生命科学研究和临床医学之间的壁垒正在被逐渐打破,它们互相交叉、渗透形成了许多新兴领域,如个体化医学。各种"组学"技术正被广泛地应用到各种疾病的研究和诊疗当中。本节整理了一些"组学"大数据技术在医疗领域的应用,供读者参考。

1. 基因芯片与测序技术在遗传性疾病诊断中的应用

遗传病诊断是一项复杂的工作,基因诊断技术作为遗传病诊断的重要方法,近年来已逐步从实验研究进入了临床应用。基因诊断始于1978年,应用限制性酶切片段长度多态性(Restriction Fragment Length Polymorphism, RFLP)技术检测胎儿镰状细胞贫血症。其主要手段是采用分子生物学技术检测体内特定基因结构以及其表达水平的变化,从而对遗传病做出诊断。然而传统的分子生物学技术仅能对特定的少数基因进行结构及表达的检测,面对由多对位点控制的复杂遗传疾病,传统的方法花费较大,耗时也较长。近些年来兴起的基因芯片技术以及高通量测序技术以其高通量、低成本的特点,很好地弥补了传统方法的不足。这类高通量技术可以同时对多达上万个基因的结构及表达变化进行检测,可以一次性对多达上百种遗传病加以筛查。目前基因芯片技术已在临床应用阶段取得了一定的进展。例如,2008年Combimatrix Molecular Diagnostics公司发布了一款芯片技术的遗传病检测产品。该芯片包含有与125个已知遗传病相关联的基因组位点的探针,同时也可以在平均1 MB的分辨率下检测一些未知的遗传疾病。而最新发布的Signature Chip OS则拥有105 000寡核苷酸探针,包含了与150多种遗传病相关联的基因组位点。[①] 也就是说这款产品可以一次性对150种遗传病进行检测并做出诊断。而近十年来兴起的高通量测序技术则是大规模遗传病筛查上的后起之秀,虽然目前市场份额还不是很大,但却是发展最快的一种基因诊断技术。相比芯片技术,其覆盖度、准确率和分辨度都更高。目前,高通量测序技术已开始广泛应用于寻找疾病的候选基因上,并已开始进入临床应用阶段。最新发表于新英格兰医学杂志上的一篇报道,研究人员运用基于高通量测序的游离DNA(cell-free fetal DNA, cffDNA)检测技术对1 914名怀孕妇女进行唐氏综合征(Down Syndrome)的筛查,结果显示这一新型的筛查方法在准确率上要远超传统的检测方法癌症基因组云图计划通过全基因组高通量测序技术,研究人员对每一例样本中的基因表达谱、基因拷贝数多态性、单核苷酸突变、甲基化状态、基因结构做了全面的检测。通过对各类组学数据的综合分析,研究者发现了一批可以用于癌症亚分型的分子标记。如根据EGFR、NF1和PDGFRA/IDH1的基因表达不同,神经胶质瘤可以被分为传统型(classical)、间叶细胞状型(mesenchymal)和原神经型(proneural)。这一发现很好地解释了为何不同的神经胶质瘤亚型在存活率以及预后上有显著的差别。根据这一结果,今后的临床研究将可以针对不同的亚型设计不同的治疗方案,或许将为个性化医疗提供帮助。研究者还对12种主要癌症中的单核苷酸突变整合起来加以研究,共发现了包括BAP1在内的7个基因的突变与患者的生存时间存在显著关联,这一发现将有助于解释癌症普遍存在的发生及扩散机制。

唐氏综合征是一种常见的常染色体畸变所导致的出生缺陷类遗传性疾病,又称21三体综合征,总发病率约为1/800。传统产前筛查办法通过血清生化标记物,如血清中甲胎蛋白、人绒毛膜促性腺激素(HCG)、雌三醇、抑制素A和妊娠相关血浆蛋白A等,其中四联标记可以使阳性检出率达到75%。与产前筛查不同,产前诊断得出的是确切的诊断而非患唐氏

---

① 郑阳.医疗人工智能的关键技术及应用[J].医学信息,2021,34(2):19-22.

综合征的风险系数。创伤性诊断主要通过羊水穿刺获得诊断结果,但存在 1% 左右的流产率。

1997 年 Lo 等人首次发现母体外周血浆中含有胎儿游离 DNA,随后 2010 年 Lo 等人进一步证明母体外周血浆存在胎儿的全基因组碎片,在理论上证明了利用母体外周血浆重建胎儿基因组有可能作为产前诊断的判断依据。此类无创诊断不仅可以用于唐氏综合征和其他非整倍体疾病,如 18 三体综合征、13 三体综合征,未来还可能用于血型检查,以及一些单基因病,如镰刀状细胞贫血症。基于高通量测序技术的唐氏综合征产前诊断主要有两种方法,一种是寻找来自胎儿分子标记物,如父源特异性单核苷酸多态性(Single Nucleotide Polymorphism, SNP)以及特有的短串联重复(Short Tandom Repeat,STR),以及某些胎儿特异性激活基因,胎儿特异性表达基因和胎儿特异性表观修饰基因 [①]。

另一种方法是利用唐氏综合征等染色体疾病患者与正常人染色体数目的差异,不区分胎儿来源和母体来源的 DNA,直接通过高通量测序技术对 cffDNA 进行测序,随后通过识别测序片段由于染色体数目差异而在基因组上产生的覆盖度差异实现唐氏综合征等染色体疾病患者的诊断。研究表明该方法在对 13,18,21 染色体异常具有相当高的精度,对孕早期胎儿通过无创产前检测进行三染色体性筛查,其唐氏综合征阳性检出率大于 99%,假阳性率为 0.1%,而 18 三体综合征的阳性检出率也达到了 80%~90%,假阳性率约为 5%。

2. 全基因组关联性分析

GWAS 是隶属于遗传学上关联性分析的一个新分支,其目的在于检测特定物种中不同个体间的全部或大部分基因,从而了解不同个体间的基因变化有多大,以及这些变化和最终性状的联系。究其本质,GWAS 研究就是一种特殊的大数据研究,这类研究一个显著的优点是不再需要在研究前进行任何假设(hypothesis-free),即不需要预先依据那些尚未具有充分生物学基础来假设某些特定基因位点与复杂性状存在联系,是一种完全的数据驱动式(data-driven)探索,从而可以解决以往研究中可能存在的偏向。GWAS 研究为研究者探索人类复杂性状的形成和复杂疾病的产生提供了大量重要线索。和传统关联性分析(如单基因性状、家系连锁分析等)不同的是,得益于人类全基因组测序成果提供的信息,GWAS 将研究对象从单基因水平拓展至全基因组大数据水平,使用单核苷酸多态性或拷贝数多态性(copy number variation)作为标记,建立基因组与遗传性状的关系。GWAS 研究可能有助于解决传统遗传学分析方法难以攻克的复杂性状遗传特征问题。以下介绍三种 Meta GWAS 案例。

(1)老年痴呆症

在这个老年痴呆症的基因组关联性研究中,研究者采用元分析(meta-analysis)的方法,将 4 个独立的基因组 SNP 数据集整合并进行统计分析,然后通过与另外两个独立数据集进行进一步筛选,成功地找到两个全新的老年痴呆症的敏感位点(susceptible loci)。研究者还将这种元分析方法,应用在一些之前发现的潜在敏感位点(P 值低,但未到达显著性阈值),成功地复原了 3 个敏感位点,证明了元数据分析方法对于基因组关联性数据分析的可行性

① 申文娟,李园春,姚若冰. 孕前和孕期母体外周血血红蛋白浓度与发生胎儿死产风险的相关性研究 [J]. 现代检验医学杂志,2019,34(4):139-142,145.

与优越性。

（2）2 型糖尿病

在这个研究里,研究者将两组独立的 2 型糖尿病基因组关联性分析数据合并后进行元数据分析,成功地发现了 12 个新的 2 型糖尿病敏感位点。随后为了解释这些敏感位点与 2 型糖尿病发病机制之间可能存在的联系,研究者从生理角度(胰岛素代谢)、基因表达角度(eQTL)以及通路角度分别对这些敏感位点进行了关联分析。研究者发现基因 HNF1A、HMGA2 以及 KLF14 附近的位点很有可能与 2 型糖尿病有直接的联系(与胰岛素功能以及这些基因表达有关联性)。这些发现对于解释 2 型糖尿病提供了新的可研究基因以及机制假说。

（3）强直性脊柱炎

来自中山大学第三附属医院的研究团队首次对强直性脊柱炎发生的遗传因素进行研究。他们对超过 1 800 名患有强直性脊柱炎的患者和超过 4 000 名正常人的 1×10^7 个常染色体 SNP 进行了 GWAS 分析。随后,他们又将通过大规模 GWAS 分析获得的 30 个高可信度 SNP,在超过 2 000 名患者中进行了验证。他们的研究结果发现了两个全新的位点,这两个位点可能与强直性脊柱炎的发生相关。目前主流观点认为强直性脊柱炎的发生主要是由于新骨形成过程中严重的异常炎症反应,而基于这些数据,他们首次提出了除免疫原因之外的潜在遗传因素也可能造成该疾病的发生。

3. 疾病网络模式发现

鉴别致病的遗传突变只是解释疾病发生的第一步,更为重要的是人们需要知道这些突变产生作用的时间与发生作用的位置,只有这样人们才能真正了解疾病的发展机制与相应的治疗手段。经过过去半个世纪的研究,尤其是在近年来高通量检测技术的发展,人们对疾病与基因之间的关系有着大量的数据和知识积累。一方面对某一种特定疾病可以更深入地研究,另一方面可以从大数据的理念来整体研究疾病网络。整合大量的基因与疾病的关联,可以画出疾病 – 基因的双色网。在这个双色网中可以预测和疾病相关的基因,可以预测疾病的并发症,可以预测药物的副作用,也可以研究老药新用。

第六节　大数据在医疗研发领域的应用

医药公司可以利用大数据提高研发效率。在医疗研发方面,大数据有 4 个主要的应用场景:预测建模、临床试验的设计及数据分析、个性化治疗和疾病模式分析。

一、预测建模

2017 年 9 月,发表在 Am J Health Syst Pharm 上的一项回顾性分析,考察了利用大数据的预测分析在医疗中的重要意义,结果显示利用大数据的预测分析将成为医生提供干预和改善患者结局的不可缺少的工具。

下面的医疗诊断实例通过预测模型分析,可以在术前对化疗能否对肾母细胞瘤进行有效抑制进行预测,如图5-2所示。在该预测流程中用到了临床数据、医疗图像、分子数据等来构建预测模型。在临床试验中,患者被随机分入A、B两组:A组的患者将接受现有的术前化疗,B组的患者将根据预测模型接受治疗。在B组,如果模型预测肿瘤因化疗而萎缩,则医生会对患者进行术前化疗;反之,患者将会直接进行手术而不必忍受术前化疗的风险和痛苦。对比这两个不同实验组的结果,可显示出基于大数据建立预测模型的益处。

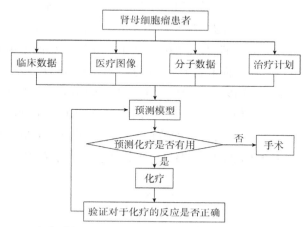

图5-2 术前对化疗能否对肾母细胞瘤进行有效抑制的预测流程

二、临床试验的设计及数据分析

临床试验流程(图5-3)如下:首先在小群体中测试新疗法,然后观察治疗是否有效果,同时找出任何可能的副作用。如果试验证明该疗法大有希望,就扩展到更多人群。为了提高临床试验的可靠性,临床试验必须符合严格的科学标准。但临床试验方法上的缺陷并不是没有风险,临床试验也不是总能通过极小群体就推广成功,这时就需要大数据了。我们可以通过挖掘基于实践的临床数据(如实际患者记录)得到更多关于患者治疗的有效方式。

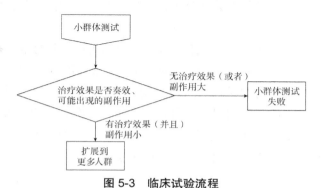

图5-3 临床试验流程

通过大数据技术,使用统计工具和算法,可以提高临床试验设计水平,并在临床试验阶段更容易地招募到患者。同时,通过挖掘患者数据和生活方式分析工具,可以缩短招募患者所需的时间,从而更快找出符合入选标准的受试者。Orexigen Therapeutics公司正是借助大数据分析的这一应用,使得该公司开展的一项心血管风险因素分析临床试验项目比预期提前一年招募到了约 9 000 例有心血管风险因素的受试者。

三、个性化治疗

在个性化治疗过程中,需要对包括患者体征数据、费用数据和疗效数据在内的大型数据集进行分析,这样可以帮助医生确定临床上最有效和最具有成本效益的治疗方法。通过大数据技术记录这些患者的个性化数据,对患者和医生来说都是有好处的。

医学发展揭示每个人健康生理数据指标标准不尽相同。如图 5-4 所示,现代医学认为人体正常心率为 60~100 次 / 分,而有的运动员的心率只有 45 次 / 分,从医学角度来说,这样的运动员身体是不正常的,应该接受治疗。事实上,运动员却身体健康,没有表现出任何问题,如果贸然将其心率调整至 60 次 / 分以上,反而可能会破坏正常的身体平衡机制,引发异常。医学是关乎每一个人的科学,医学大数据不仅记录了每个人的医学数据,更能制定每个人自己的标准,按照自己的标准调节身体,才是最科学的治疗方式。

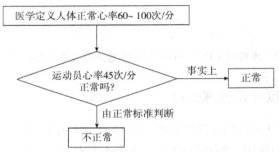

图 5-4　运动员心率 45 次 / 分是否正常的判断

四、疾病模式分析

通过对疾病模式和趋势进行大数据分析,可以帮助医生更好地对患者进行诊断,也能够帮助医生实现对疾病的治本,而不仅仅是治标。

美国芝加哥大学的研究人员根据遗传相关个体发生的频率,对常见疾病进行了新的分类。该研究结果(发表在 Nature Genetics)表明,基于症状和解剖学的标准疾病分类方法可能忽略了起因相同的疾病之间的联系。例如,常常被归类为中枢神经系统疾病的偏头痛,却与肠易激综合征有着最强的基因相似性。研究人员还将这次研究的结果与第 9 版国际疾病分类(ICD.9)进行了比较,意外地发现了某些疾病的关联。例如, 1 型糖尿病是一种自身免疫性内分泌疾病,与高血压(循环系统疾病)有很高的遗传相关性。

第六章　大数据在公共卫生领域的应用

第一节　概述

　　大数据给人们带来的最直接利益就是对未来的预见,其可指导民众规避健康风险、预防疾病、提升生命质量。我国作为世界人口基数最大国,具有其他国家难以比拟的基础数据优势,海量公共卫生大数据亟待挖掘、整合、利用。本章从公共卫生的概念和功能谈起,继而以健康医学大数据在传染病、慢性病、药品安全、环境健康以及其他领域的应用为例,说明健康医学大数据与公共卫生研究和管理的紧密联系和巨大力量。

　　公共卫生不仅是日常生活中的普通词汇,也是有特定内容和功能的专业词汇。据美国疾病预防控制中心报告,20世纪十大公共卫生成就体现在免疫接种、机动车安全、工作场所安全、传染病控制、心脏病和卒中死亡的降低、更安全和健康的食物、母婴保健、计划生育、饮水加氟、控烟这十个领域。从中不难看出,公共卫生强调以人群为工作重点,以促进健康、延长寿命为最终目标。随着大数据时代的到来,公共卫生领域也迎来新的机遇和挑战,如何将健康医学大数据应用于公共卫生领域,为改善人群健康作贡献,是下面讨论的主要话题。

一、公共卫生的概念

　　早在20世纪20年代,公共卫生的先驱温斯洛(Charles-Edward A.Winslow)就提出,公共卫生(public health)是预防疾病、延长寿命、通过有组织的社会共同努力改善环境卫生,从而促进身体的健康,提高工作效率,控制社区传染病的流行,教育个人形成良好的卫生习惯,组织医护人员对疾病进行早期的诊断和预防性的治疗。1987年艾奇逊(Acheson)提出,公共卫生是通过有组织的社会共同努力预防疾病、促进健康、延长寿命的科学与艺术。1995年美国医学会把公共卫生界定为履行社会责任,以确保提供给人民维护健康的条件。这些条件包括生产环境、生活环境、生活行为方式和医疗卫生服务[①]。

　　人们对公共卫生的理解不断变化、日益深入,但是还是能够看出,公共卫生的实质是公共政策。卫生是一个目的,而公共行动、公共政策才是这一目的得以实现的保证。无论采用哪个定义,公共卫生的目的都是相同的,就是减少疾病的发生,维持整个人群的健康。而随着医学的发展,人们对健康的认识也逐步深入。无病就是健康的概念早在20世纪30年代就已否定, 1948年《WHO章程》提出:"健康不等于没有疾病或不虚弱,健康指在人们的身体、心理和社会都处在一个完整的良好状态,也就是躯体、心理和精神三维健康的概念。"近年来国际上更提出生态大众健康(ecological public health)的新理念(见图6-1),强调健康与环境的整合,认为人的身心及社会的安好取决于环境、社会经济、文化政治和个人因素。因

---

① 石海兰,菅辉勇. 公共卫生学基础 [M].2版. 西安:第四军医大学出版社,2014.

此,生态大众健康是公共卫生新的延伸,更具有整体性①。

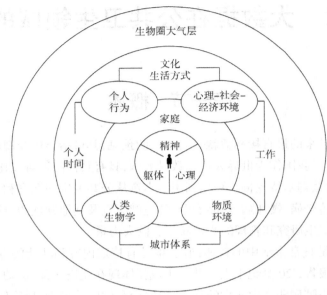

图 6-1　人类生态系统模式

二、公共卫生工作的内容

公共卫生工作覆盖人生的各个阶段,不同年龄阶段各有重点,一般分为四大类措施。

（1）预防性卫生服务

预防性卫生服务:①计划生育;②妇幼卫生;③免疫接种;④老年卫生,如高血压、心脑血管疾病及其他慢性病预防;⑤改进医疗卫生服务,如提倡全科医学服务、预防医源性疾病等。

（2）预防疾病（保护健康）

预防疾病（保护健康）:①传染病和地方病的控制及监测;②环境中有害因素（空气、水、食物的污染及噪声）的控制;③职业安全与卫生;④意外伤害预防及急诊服务。

（3）健康促进

健康促进:通过健康教育,改变个人不良卫生行为,人人实行自我保健,达到以下几点:①控制吸烟;②控制酗酒;③杜绝吸毒和药物滥用;④合理营养;⑤体育锻炼和体力适应;⑥合理的生活规律;⑦减少精神紧张。

（4）卫生服务研究

卫生服务研究:①卫生统计资料的收集和分析;②卫生机构管理研究;③医学教育改革和人员培训。

---

① ［澳］朱明若,［澳］罗先讯.生态大众健康:公共卫生从理想到实践 [M].李立明,王临虹,译.北京医科大学中国协和医科大学联合出版社,1997.

三、公共卫生的功能

公共卫生旨在通过健康促进、疾病预防、健康保护实现人人健康的目的。相应的公共卫生功能包括以下几个方面。

1. 健康监测和分析

健康监测既包括疾病信息系统的建设（即疾病信息系统收集相关疾病的发病或流行情况），也包括对居民健康需求的监测、对居民生活行为以及其他健康危险因素的监测，识别健康问题和确立优先领域。同时，应利用监测到的数据进行分析预测，发挥信息的预警功能。

2. 对疾病暴发流行突发公共卫生事件的调查处理

这是公共卫生的一个传统功能，自 19 世纪以来，公共卫生就一直承担着这一功能。既包括对传染病的暴发流行进行调查并进行处理，也包括对食物中毒、生物恐怖和核污染等突发公共卫生事件的调查处理。

3. 建立并管理或实施疾病预防和健康促进项目

疾病预防和健康促进项目是公共卫生的主要功能之一，如计划免疫、妇幼保健、禁烟等项目。在传统意义上，疾病预防和健康促进项目建立后一般都由公共卫生部门直接实施。随着公共服务产业理论的发展，公共卫生部门既可以直接提供这些项目，也可以通过第三方提供，而由公共卫生部门承担管理职能。

4. 促进公共卫生服务的质量和效率

加强对疾病预防和健康促进等公共卫生项目的评价，包括自我评价和外部评价，加强适宜技术研究，提高公共卫生服务的效率，确保所有居民能享受到适宜的和具有成本效益的服务，同时也促进卫生服务质量的改善。

5. 制定公共卫生法律，加强公共卫生执法

公共卫生功能除提供或管理实施相关公共卫生项目外，应将制定相关公共卫生法律作为其重要功能之一。制定公共卫生法律或相关规章制度，明确政府和社会各方所承担的责任，为公共卫生服务的开展奠定基础。同时加强执法监督，确保公共卫生法律的实施。

6. 增强社区的公共卫生意识

公共卫生产生时的最初目标主要是控制传染病和改善环境卫生、提供安全用水，而在此基础上逐步过渡到缩小各地区或人群间健康差距，这些目标的完成都有赖于社区的公共卫生意识，而公共卫生部门只是作为组织者和协调者。因此，动员社区参与到识别和解决社区的主要健康问题过程中，已是现代公共卫生的重要功能之一。

7. 建立和维持各级政府间、部门间和卫生部门内部的合作

公共卫生作为一项公共政策，其实施的有效性依赖于社会各界的合作和参与。一方面包括各级政府和政府各有关部门对相关公共卫生议题的理解和支持，使之成为公共卫生政策而得以实施；另一方面也包括政策实施中给予的支持，如教师、住宅建设者、企业主和一些社会工作者等都对公共卫生有较大的影响。另外，卫生部门内部也应加强合作，尤其是临床

和公共卫生间的合作,这一观点在《弥合裂痕:流行病学、医学和公众的卫生》中有详细的论述。

8. 发展和维持一支接受过良好教育的专业队伍

公共卫生覆盖的范围较广,因此发展和维持一支接受过良好教育、具有多学科背景的专业队伍,对于完成公共卫生所赋予的任务较为重要,如流行病学、生物统计学、卫生管理学、健康促进和环境卫生学等。

9. 相关公共卫生政策的创新性研究

由于单个的疾病控制或健康促进项目都关注公共卫生的某一方面,较少能做到关注整个公共卫生的发展,因此,公共卫生也应对整个公共卫生发展和相关政策进行创新性研究。例如,随着社会经济的发展,对公共卫生应赋予不同的内涵,美国在 1988 年和 2002 年对公共卫生体系进行研究后分别出版了《公共卫生的未来》和《21 世纪公众卫生的未来》,以指导公共卫生的实践。同时,应研究健康目标的制定,协调社会各界、卫生系统内部和公共卫生内部对公共卫生的努力进程。

四、大数据与公共卫生

近年来信息科学迅猛发展,大数据、精准医学已经成为健康领域科技创新和模式变革的驱动力量。在这种大背景下,以人群作为关注重点的公共卫生也迎来巨大的发展机遇。2008 年的谷歌流感预测开辟了大数据在公共卫生领域的实际应用[①],2014 年底和 2015 年初 Science 杂志分别刊登了《公共卫生遇上大数据》和《将大数据纳入公共卫生系统》两篇文章,文中指出"强大的流行病学基础、稳健的知识整合、循证医学原则、将转化医学研究从基础到临床的 T_0—T_1 拓展到基于人群评价的 T_2—T_4",以及"为公共卫生工作者提供方便可及的大数据分析工具"可以推动大数据在公共卫生方面的应用。我国政府 2015 年发布的《促进大数据发展行动纲要》中也提出,"构建电子健康档案、电子病历数据库,建设覆盖公共卫生、医疗服务、医疗保障、药品供应、计划生育和综合管理业务的医疗健康管理和服务大数据应用体系"。2016 年国务院办公厅进一步出台了《关于促进和规范健康医学大数据应用发展的指导意见》,其中特别强调要推进公共卫生大数据应用。其中明确指出,要"加强公共卫生业务信息系统建设,完善国家免疫规划、网络直报、网络化急救、职业病防控、口岸公共卫生风险预警决策等信息系统以及移动应急业务平台应用功能,推进医疗机构、公共卫生机构和口岸检验检疫机构的信息共享和业务协同,全面提升公共卫生监测评估和决策管理能力。整合社会网络公共信息资源,完善疾病敏感信息预警机制,及时掌握和动态分析全人群疾病发生趋势及全球传染病疫情信息等国际公共卫生风险,提高突发公共卫生事件预警与应急响应能力。整合环境卫生、饮用水、健康危害因素、口岸医学媒介生物和核生化等多方监测数据,有效评价影响健康的社会因素。开展重点传染病、职业病、口岸输入性传染病和医学媒介生物监测,整合传染病、职业病多源监测数据,建立实验室病原检测结果快

---

① GINSBERG J, MOHEBBI M H, PATEL R S, et al. Detecting influenza epidemics using search engine query data[J]. Nature, 2009, 457(7232): 1012-1014.

速识别网络体系,有效预防控制重大疾病。推动疾病危险因素监测评估和妇幼保健、老年保健、国际旅行卫生健康保健等智能应用,普及健康生活方式"。这些政策的出台为大数据在公共卫生领域的应用指明了方向,但如何落到实处,仍面临众多的挑战,除了大数据本身的技术问题,还必须清醒地认识到,单纯依靠技术的进步是无法实现公共卫生的终极目标的。公共卫生的本质是公共政策,必须有政府强有力的领导和相关的法律法规保障,有社会方方面面的广泛参与,并有受过良好教育和具有多学科背景的公共卫生队伍作为技术支撑和保障。大数据可以助力公共卫生,但传统的人群研究和干预的基本手段也不可或缺。

第二节　大数据在慢性病管理中的应用

慢性病,WHO 称为非传染性疾病(Non-Communicable Disease,NCD),在中国称为慢性非传染性疾病。它主要是由生活方式和环境危险因素引起的,包括恶性肿瘤、心脑血管疾病、慢性肺疾患、精神疾病、糖尿病、职业性疾病、营养代谢性疾病和遗传性疾病等一组疾病。《2017 世界卫生统计报告》(World Health Statistics 2017)显示, 2015 年,估计有 4 000 万人死于慢性病,占总死亡人数(5 600 万人)的 70%,主要由四大疾病所致:心血管疾病, 1 770 万人死亡(占所有慢性病死亡人数的 45%);癌症, 880 万人死亡(占所有慢性病死亡人数的 22%);慢性呼吸系统疾病, 390 万人死亡(占所有慢性病死亡人数的 10%);糖尿病, 160 万人死亡(占所有慢性病死亡人数的 4%)。《中国疾病预防控制工作进展(2015 年)》报告显示:随着工业化、城镇化、人口老龄化进程加快以及受不健康生活方式等因素影响,近年来中国慢性病发病呈快速上升趋势,心脑血管疾病、恶性肿瘤等慢性病已成为主要死因,慢性病导致的死亡人数已占全国总死亡人数的 86.6%,导致的疾病负担占总疾病负担的近 70%。由此可见,当前我国已经进入慢性病高负担时期,患病人数多,医疗成本高,患病时间长,服务需求大。

虽然慢性病已成为最常见和花费最高的一类疾病,但是慢性病也是通过有效措施最可预防的一类疾病。通过识别高危人群并且尽早给予干预,可有效预防慢性病的发生。不良生活方式,如吸烟、酗酒、缺乏体育锻炼、不健康饮食及慢性压力缓解不足等是慢性病发生和发展的主要原因。大多数患者虽然已经意识到他们需要选择更健康的生活方式,但是往往不能实现或无法维持足够的时间以从中受益。短期变化容易实现,但长期改变饮食结构和锻炼习惯是十分困难的,因此需要不断的支持和干预来促进他们维持长期的行为改进。

2016 年 6 月 21 日国务院办公厅发布了《关于促进和规范健康医学大数据应用发展的指导意见》。该意见指出,健康医学大数据是国家重要的基础性战略资源,顺应新兴信息技术发展趋势,应规范和推动健康医学大数据融合共享、开放应用。利用医疗健康大数据和技术更好地预防和监测慢性病,提高慢性病管理效率和质量,减少慢性病经济负担,实现从个体到社区再到医院的全民参与的慢性病管理模式,具有重要意义。

一、健康医学大数据与慢性病管理

1. 慢性病自我管理和个体化预防

随着可穿戴设备的兴起、智能手机的普及以及物联网技术的快速发展,移动健康管理应用越发普遍,不仅促进了慢性病患者的自我管理和个性化预防,还降低了医疗成本,减轻了患者负担。

可穿戴设备如智能手环等通过内置传感器实时地采集人体的各种慢性病的疾病生理指标,如血压、血糖、心率、热消耗量等;也可记录慢性病患者生活行为方式相关的数据,如饮食、睡眠、个体运动、吸烟、饮酒、社交活动等情况。然后把这些含有健康现状和疾病风险等重要信息的个体健康数据上传至云平台,利用大数据分析技术得到患者身体健康状况,供患者和医疗机构进行随时随地的健康监测。同时,系统也可自动进行实时的健康风险评估和智能预警,给患者和医疗机构提供慢性病管理决策支持服务。除此之外,借助医疗级别的可穿戴设备,患者能够及时获得医疗信息与医疗支持,如及时查看本人的医院诊疗信息、检查检验结果等;与主治医生保持稳定的联系,沟通交流病情,及时获得相关的健康管理保健知识,获得根据个人健康状况给出的健康教育指导等服务。这样可以更好地保证患者遵照医生的吩咐服用药物、改善生活习惯等,真正实现慢性病的自我管理和个性化防控,有效控制病情的恶化,降低就医频次,减少医疗费用。

2. 构建区域卫生信息平台,促进社区慢性病联动管理

通过构建区域卫生信息平台,收集慢性病患者的健康数据,包括生活方式行为数据、就诊记录以及传感数据等,利用"云共建"方式建立以 EHR 为平台的慢性病管理系统,搭建电子健康档案云服务平台。实现社区、医院和疾病预防控制中心联合的慢性病管理网络,建立慢性病预防、早期发现以及后期有效管理的链条。2009 年,我国卫生部办公厅发布了《健康档案基本架构与数据标准(试行)》(卫办发〔2009〕46 号)和《基于健康档案的区域卫生信息平台建设指南(试行)》,开始在全国范围内建立统一的居民健康档案,并实施规范化的管理。

通过共享的卫生信息平台,家庭医生和社区全科医生在任何时间、任何地点都能及时对患者的各项指标进行评估,及时对患者进行慢性病防控指导;医院医生可从平台了解患者生活行为方式、慢性病病史信息、过去检验检查信息、用药信息等,对患者短期风险和长期预后进行合理的判断,从而提供更有效和个性化的临床诊疗;患者通过平台,可掌握和得到本人完整的健康材料,加入健康管理中,享受长期的、持续的、可跨地区、跨机构的慢性病监测和管理服务,促进患者对生活方式及药物干预的依从性和质量,最终促进慢性病的有效管理;而政府管理者能够动态地掌控卫生服务资源和使用信息,了解人群中的慢性病危险因素分布情况,预测慢性病发展趋势,提供区域性慢性病防控措施,优化资源配置,为制定慢性病防控长期政策和建立慢性病防控体系提供依据,实现科学管理和决策。

3. 为慢性病流行病学研究提供新途径

20 世纪中期以来,慢性病研究不断发展,兴起了几十万甚至上百万的大型队列,这些队列对于研究罕见暴露和结局以及基因－基因、基因－环境的复杂交互作用提供了较为充足的数据资源。在这些大型人群队列中,达到 50 万左右规模的人群队列有:基于英国人群的百万女性研究(Million Women Study, MWS, 130.0 万)和英国生物样本库(49.8 万);基于欧洲 10 个国家的欧洲癌症和营养前瞻性调查(European Prospective Investigation into Cancer and Nutrition, EPIC, 52.1 万);基于美国人群的美国国立卫生研究院退休人员协会饮食与健康研究(NIH-AARP Diet and Health Study, 56.6 万)和基于我国人群的中国慢性病前瞻性研究项目(51.3 万)等。除了问卷信息,这些近十余年建立的大型队列还采集和长期保存了研究对象的血液和尿液生物学样本。通过将传统的流行病学研究的暴露组学与新兴的基因组学、表观基因组学、蛋白质组学以及代谢组学相结合,可以进一步探索疾病发生发展的生物学机制。

虽然在规模上有了很大的进步,但传统的人群队列研究在宏观暴露组学的评价上受人力、物力及技术的限制,多通过问卷调查获取对象自报信息,费时费力却粗略不精准。随着智能手机、可穿戴设备的快速发展,更为精准详细的个体生理指标、环境暴露、睡眠、锻炼等信息可实时自动收集,为流行病学研究的信息收集提供了巨大的契机,大大扩充了流行病学研究的暴露和结局内容,而且降低了信息收集成本,提高了研究效率。而医院电子病历系统(Electronic Medical Record System, EMRS)和居民电子健康档案平台的建设为覆盖全人群、全生命周期的慢性病流行病学研究提供了数据支持。基于 EHR/EMRS 庞大的样本数据,可以轻松解决一般队列研究对于罕见暴露或结局的大样本需求无法满足的局限。例如,根据美国 5 年发病率、患病率数据库的估计,结直肠癌每年发病率为 0.05%,如果每年失访率是 3%,在一个 20 万人的队列中,经过 5 年的随访出现 456 例病例;如果是 50 万人的队列,估计出现 1 141 例病例;在 100 万人的队列中可能出现 2 282 例病例。因此只有大样本的人群队列或者基于 EHR/EMRS 数据库可以提供足够多的罕见病病例。除了扩大样本量、提高研究结果的稳定性和统计效力之外,基于 EHR/EMRS 数据库还可以实现数据共享、节约成本、同时进行多病种和多学科研究的目的。

二、健康医学大数据的资料来源与应用

根据研究目的,在慢性病研究中医学大数据可以应用在各种流行病学研究设计中,如原始研究的观察性和分析性研究、二次研究的系统综述和荟萃分析。下面结合实例说明医学大数据为更深入了解慢性病发生发展机制、疾病负担以及慢性病危险因素分布等起到的积极作用。

1. 生态学研究

生态学研究是观察性研究方法之一,在群体水平上研究暴露因素和疾病之间的相关性。利用国家或区域的常规统计资料或者现成的数据库资料,系统性、综合性地研究人群中疾病或危险因素的长期变化趋势,为国家或区域的公共卫生政策、疾病干预策略和措施提供

依据。

除了常规统计资料之外,整合现有研究资料进行二次分析也可以形成具有人群代表性的数据资料,如从宏观角度分析慢性病及其危险因素在全球范围内的流行趋势、比较不同经济发展水平的国家和地区在危险因素分布上的差异。例如,非传染性疾病风险因素合作组织开展的对于高血压数据的研究,这些研究兼具全国性、地区性和社区性,统计了世界范围平均血压的变化趋势,不同收入国家高血压患病率和患病人数变化趋势,高血压患病率变化受人口老龄化、人口增长、饮食和生活方式改变、生命早期营养、噪声等环境因素与高血压之间的相关性等的影响。该研究为公共卫生政策的制定提供了证据支持,同时提示在不同国家、地区或民族之间高血压的流行存在差异性。

2. 横断面研究

横断面研究设计可以描述慢性病及其相关危险因素的流行现状。在大型的调查项目中可以描述一些发生率比较低的危险因素或疾病在人群中的流行情况。拉扎克(Razak)等根据人口与健康调查项目在 60 个中低收入国家($N=500\ 761$ 人)的单次调查数据显示,不同受教育程度、不同收入水平的人群中患病率有差异。这提示需要对社会经济因素和健康危险因素之间的相关关系及低体重指数的干预进行进一步研究 ①。

基因的罕见变异在人群中的发生率比较低。凯拉(Khera)等从心肌梗死遗传学联盟(Myocardial Infarction Genetics Consortium)和盖辛格保健系统 DiscovEHR 队列(Geisinger Health System DiscovEHR cohort)获得 46 891 例脂蛋白脂肪酶(Lipoprotein Lipase,LPL)基因测序的数据,发现 188 例(0.40%)发生了 LPL 罕见突变,并且罕见突变与循环中甘油三酯水平上升以及早发冠状动脉疾病(Coronary Artery Diseases,CAD)有相关性。为进一步进行大规模的基因 - 疾病关联研究和相关机制的研究提供了有力的支持 ②。

3. 病例 - 对照研究

病例 - 对照设计在罕见病研究和同时研究多种危险因素与疾病的关联方面有优势,是研究复杂疾病基因和环境危险因素中最常用的研究设计。其中病例组为全部或有代表性的病例,对照组来自有代表性的无研究所关注疾病的人群。回顾性收集病例组和对照组在发病前的危险因素暴露情况,比较两组暴露水平的差异,通过比值比(Odds Ratio,OR)得到暴露因素危险度估计。

完善的患者登记系统有很好的完整性和连续性,应用在病例 - 对照研究中,可以减少研究的选择偏倚和回忆偏倚。丹麦国家患者注册系统(Danish National Patient Register,NPR)建立于 1977 年,被认为是全球最完善的注册登记系统。盖斯(Gais)等通过出院诊断从该系统中找到首发硬膜下血肿患者 10 010 例,通过丹麦民事登记系统按照 1∶40 匹配对照,在分析抗血栓药物使用和硬膜下血肿的关联关系时有足够的样本量可以按照 4 类药物的 5 种使用状态或 5 种使用时间长短进行详细的亚组分析 ③。

---

① 齐玉玲,张秀敏,高航,等. 社区老年人慢性病状况与相关危险因素调查 [J]. 护理研究,2017,31(8):935-937.
② 崔清夏,陈红. 早发心肌梗死的遗传学研究进展 [J]. 中华老年心脑血管病杂志,2017,19(5):541-544.
③ 谭婧,彭晓霞,舒啸尘,等. 患者登记数据库构建技术规范 [J]. 中国循证医学杂志,2019,19(7):771-778.

4. 队列研究

队列研究设计中,研究者随访一个无疾病的有代表性的人群,按照基线时期有无暴露因素分成不同的亚组,追踪各自的结局,比较暴露组和对照组之间发病率的差异,可以判断暴露因素和疾病之间的关联关系。建立大型的队列,可以同时验证多种暴露因素和多种疾病结局之间的关联,识别对疾病诊断和预后有预测价值的指标,将研究的结果向一般人群推广。

（1）建立大型队列

庞元捷、吕筠等总结了部分样本量≥20万人的前瞻性队列研究,其中样本量超过50万人的如表6-1所示 [①] 。

表6-1　全球部分超大规模(样本量在 50 万以上)前瞻性流行病学队列研究列举 [②]

研究名称	研究起始时间(年)	国家	队列入选对象特征	样本量
（1）欧洲癌症和营养前瞻性调查	1992	欧洲多国	10 个国家 23 个研究中心,年龄≥20 岁的居民	521 468
（2）美国国立卫生研究院退休人员协会饮食与健康研究	1995	美国	6 个州和 2 个城市,年龄为 50~69 岁的退休人员	567 169
（3）百万女性研究	1996	英国	出生于 1932—1951 年,并于 1996 年 5 月到 2001 年 3 月接受乳房 X 线片检查的妇女	1 084 110
（4）欧洲双生子基因组研究（The GenomEUtwin study,该研究已结束 ）	2002	欧洲多国	8 国双生子登记系统以及 MOR-GAM 队列研究中的对象	>600 000（估计样本对数）
（5）中国慢性病前瞻性研究项目	2004	中国	5 个城市地区和 5 个农村地区,年龄为 35~74 岁的常住居民	512 891
（6）英国生物样本库	2007	英国	22 个社区中心,年龄为 40~69 岁的志愿者	500 000
（7）欧洲遗传和基因组流行病学网络（European Network for Genetic and Genomic Epidemiology,ENGAGE,该研究已结束 ）	2008	欧洲多国	13 个国家,39 个队列研究中的对象	>600 000（估计样本量）
（8）凯泽永久研究所基因、环境和健康研究计划（The Kaiser Permanente Research Program on Genes, Environment, and Health, RPGEH ）	2012	美国	北加利福尼亚凯泽永久医疗集团（Kaiser Permanente)成员	500 000(进行或筹划中的样本量)
（9）百万老兵计划（Mimon Veteran Program,MVP ）	2012	美国	美国退伍军人事务部保健系统的使用者	1 000 000(进行或筹划中的样本量)

以中国慢性病前瞻性研究项目为例,利用 51 万人的随访数据,已经验证了在中国人群中每天摄入新鲜水果与降低收缩压、降低血糖水平和心脑血管事件发病率之间的关联关系,

① 庞元捷,吕筠,余灿清,等. 多组学在慢性病病因学研究中的应用及其进展 [J]. 中华流行病学杂志,2021,42(1):1-9.
② 孙点剑一,吕筠,李立明. 流行病学超大规模队列研究:开启 21 世纪人类复杂性疾病病因研究的钥匙 [J]. 中华疾病控制杂志,2013,17(1):66-71.

规律食用辣椒是肿瘤、缺血性心脏病和呼吸系统疾病死因别死亡和全死因死亡的保护因素等研究假设；发现中国人群中糖尿病患者的死亡风险是非糖尿病患者的 2 倍，糖尿病患病率城市高于农村，但是糖尿病死亡率农村高于城市 [①]。根据中国慢性病前瞻性研究项目官方网站信息，该研究将继续开展生活方式、代谢因素等对慢性病及死亡的关联研究，并且到 2014 年底已经完成了 25 万人的 DNA 提取。

大型的队列研究收集的暴露因素和结局因素通常比较全面，可以利用这些危险因素进行疾病风险预测。甘纳（Ganna）和英厄尔松（Ingelsson）利用英国生物样本库近 50 万研究对象的数据，分别利用所有可得的 655 个变量信息（包括人口学特征、健康和生活方式信息）以及其中的自报信息（仅需问卷调查不需测量的变量）建立了预测中老年人群 5 年死亡风险的模型，充分利用了数据库中危险因素记录全面、样本量大的优势。此外所有人都可以通过网站查看该研究的结果，并且利用其公布的基于自报信息的预测模型了解自身的健康状态。尽管并不能确定研究纳入的自变量和结局之间是否有明确的因果关系，而仅是基于数据得到的关联关系，但是研究结果对个人、医生和公共卫生政策制定者都有一定的参考意义。同时也证明英国生物样本库在验证疾病和危险因素的关联研究中有很大的优势。

孟德尔随机化方法的应用提供了一种利用观察性研究设计进行因果推断的方法。艾姆丁（Emdin）等结合全基因组关联分析的结果和英国生物样本库个体水平的数据，使用孟德尔随机化方法对腹型肥胖引起冠心病的因果关系进行验证。48 个单核苷酸多态性对调整 BMI 之后的腰臀比（Waist-to-Hip Ratio，WHR）进行评分，作为腹型肥胖的工具变量。BMI 调整的腰臀比基因评分每升高一个标准差，2 型糖尿病绝对危险度增加 6.0/1 000 人年（40 530 例糖尿病患者，OR=1.77，95% 置信区间为 1.57~2.00），冠心病（Coronary Heart Disease，CHD）绝对危险度增加 1.8/1 000 人年（66 440 例冠心病患者，OR=1.8，95% 置信区间为 1.3~2.4），研究结果支持腹型肥胖和 2 型糖尿病、冠心病之间存在因果关联。但在应用和解释孟德尔随机化研究的结果时应该注意，研究假设条件比较强，基因对复杂疾病或表型可以解释的比例较小（本研究 48 个 SNP 的多基因风险评分可以解释 BMI 调整的腰臀比变异的 1.5%），对疾病病因的解释可能会产生偏倚。

此外，英国生物样本库数据是全球共享的数据资源，所有的医疗卫生研究人员都可以申请使用其数据，其他大型队列研究如欧洲癌症和营养前瞻性调查和中国慢性病前瞻性研究项目等的数据也开放了申请途径。

（2）数据库连续资料

医疗保险数据库纳入的研究对象有连续的诊疗或费用记录，可以用于药物不良反应、医疗资源利用等方面的研究。美国 OptumLabs 数据仓库（OLDW）数据库，包含了 860 万参与商业保险的管理数据，包括患者的就诊、诊断、处置和实验室检查等信息。麦考伊（McCoy）等从中获取血糖得到稳定控制的 2 型糖尿病患者，分析其糖化血红蛋白过度检测和过度治疗的问题。

---

① BRAGG F, HOLMES M V, IONA A, et al. Association between diabetes and cause-specific mortality in rural and urban areas of China[J]. JAMA, 2017, 317（3）：280-289.

使用通用数据模型(Common Data Model,CDM)可以将不同模块的临床数据进行联系,如英国CALIBER(Cardiovascular research using linked bespoke studies and electronic health records)项目的数据由4个可以互相联系的数据库组成,分别为有一级预防人群代表性的临床实践研究数据(Clinical Practice Research Datalink,CPRD)提供身体测量、实验室诊断、临床诊断与处方和处置信息,心肌缺血国家审计项目(Myocardial Ischaemia National Audit Project,MINAP)提供急性冠脉综合征登记信息,医院事件统计(Hospital Episodes Statistics,HES)提供英国公立医院所有择期手术和急诊手术的医疗处置信息和全死因死亡数据库。拉帕马尼基(Rapsomaniki)等从链接的电子病历系统中选择基线(1997—2010年)不小于30岁且无心脑血管疾病的125万人,平均随访5.2年,共发生83 098例心脑血管疾病。电子病历系统提供了充足的样本量和疾病诊断编码信息(ICD-10),方便该研究对心脑血管疾病结局根据亚型及其与患者人口学特征的交互作用进行分析,并且计算了30岁、60岁和80岁人群有或无高血压发生心脑血管疾病的终生风险,定量解释了收缩压升高对心绞痛、心肌梗死、外周动脉疾病发生的影响更大,舒张压升高对腹主动脉瘤发生的影响更大。

5. 二次研究

基于个体患者数据(Individual Patient Data,JPD)的荟萃分析研究(IPD Meta),根据研究目的制订分析计划,通过系统综述或非系统综述的方法找到相关的研究,直接与原始研究者联系,确认研究是否满足要求,按照统一的格式进行数据编码,所有研究使用统一的分析方案和方法进行分析,得到合并的研究结果。内维特(Nevitt)等对IPD Meta分析进行系统综述,发现在1 280个IPD Meta分析中有760个研究是在系统综述基础上进行的。获得了全部所需个体数据的占25%(188个研究)。IPD Meta分析研究具有以下多种优势。

(1)IPD Meta的数据源

IPD Meta分析中的数据需要进行多重重复校对、清理及协调标准化以保证原始数据质量。很多研究还对原始研究进行定期的数据更新和核查,使得IPD Meta中的分析能够在一定程度上提供比原始发表文献更多、更可靠的信息。

(2)IPD Meta的分析方法

IPD Meta的分析方法对于纳入排除的标准可以做到一致性最大化,如对患有特定疾病的患者可以统一排除,能够使用统一的分析方法和共同定义的混杂因素集,能够提供更丰富的终点结局分析或统计分析量。

(3)深入的异质性分析、亚组分析和交互作用分析

例如新兴危险因素协作组(Emerging Risk Factors Collaboration,ERFC)项目中纳入了超过125个以前瞻性人群为基础的研究中超过200万个体的数据,并对数据进行系统的统一化和更新。对生物标志物(如糖化血红蛋白、脂质相关生物标志物)和主要疾病结局(如心脑血管疾病等)之间的关联关系进行再分析,或将研究结果应用于疾病的筛查或风险预测。

三、健康医学大数据在慢性病管理中应用的挑战

虽然大数据在慢性病预测、管理和研究中具有重要意义,但是目前仍存在一些挑战。例如,慢性病患者多为老年人,对可穿戴设备、智能手机等接受度较低。目前市场上的可穿戴设备价格偏高,设备质量良莠不齐,绝大多数消费者对这类产品了解不足,对其实用性和必要性产生怀疑。即使是目前最普及的两种可穿戴设备——手环和手表,用户黏性也较差,导致数据收集不连续,影响了数据的真实性。

各个医疗机构、社区、个人可穿戴设备之间数据采集的内容、格式等不统一,各数据平台形成信息孤岛,难以有效整合。各个层面数据的联通和共享还涉及个人隐私、患者知情同意、公众利益甚至国家安全问题。目前 80% 的医疗和健康大数据是以非结构化形式存储的,这就对大数据的处理和分析提出了新的技术挑战。

大样本为慢性病流行病学研究带来了创新和机遇,但我们仍应注意到,大样本数据分析也存在一些问题。①选择偏倚:不完善的病例登记系统纳入的病例不完整,登记患者和未登记患者的特征可能有差异,直接应用登记病例计算可能低估患病率或发病率;同样,如果队列研究在设计之初没有选取有人群代表性的研究对象,随访得到的疾病发病率将不能推广到一般人群中。②测量误差:研究设计中因测量工具的准确性带来的误差,不能依靠增加样本量来解决。③残余混杂:可能存在数据库中未记录的信息,如医院病历系统中很少有患者生活方式信息,低剂量的阿司匹林等药物在一些国家可以不经过医疗机构获得,医疗记录中的信息不能完全体现患者的暴露情况。④错分偏倚:不准确的疾病诊断或者死因判断可能造成疾病种类或者死亡原因的错误分类,影响疾病亚组分析结果或者死因别死亡分析结果的解释;在监测数据、病历系统等长期连续数据的收集过程中,疾病的分类标准可能产生变化(如 ICD,从 ICD-9 变更为 ICD-10),可能引起疾病的错分。⑤信息偏倚:在对既往文献的二次研究中,不同研究对暴露或疾病的分类标准、测量方式可能存在差异,合并结果存在信息偏倚。⑥生态学谬误:大样本的生态学研究也可能存在虚假的关联。此外,数据驱动的研究可能因没有提前明确研究假设而受到质疑。

第三节　大数据在传染病预测中的应用

一、传染病管理现状

对传染病的防控管理主要有 3 个环节:控制传染源、切断传播途径、保护易感人群。其中,以保护易感人群为最优策略。但是基于数据获取和研究方法等多方面的限制,目前我国乃至全球对传染病的管理主要围绕"病发"后治疗、控制"传染源"、切断"传播途径"(见图6-2)的事后管理,如艾滋病(AIDS)、严重急性呼吸综合征(曾称为传染性非典型肺炎,SARS)、禽流感、登革热、莱姆病和埃博拉病毒(Ebola)、新型冠状病毒性肺炎等,全球针对这些不断暴发和新发传染病的应对措施,都属于典型的事后管理模式。截至目前,很少有成

功针对易感人群的传染病预防。

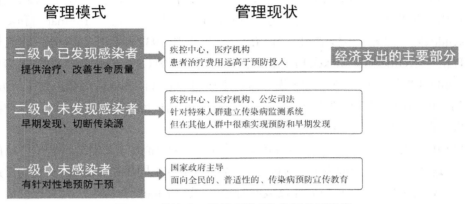

图 6-2 传染病三级管理模式和资源分配现状

二、传染病预警预测模型研究现状

通常对传染病的研究主要有 4 种方法:描述性研究、分析性研究、实验性研究和理论性研究[①]。描述性研究指按时间、地点及人群的各种特征(如年龄、性别、职业等)进行观察,确切和详细记载传染病相关状态的分布特征;分析性研究一般选择一个特定人群,对提出的病因或流行因素进一步进行验证;实验性研究指研究者在一定程度上掌握实验条件,有针对性地主动给予研究对象某种干预措施,便于掌握事物的变化规律;理论性研究与前面的研究方法完全不同,但以前面的研究结论为基础开展相关研究。在理论性研究中一个重要的方法是利用传染病的各种调查获取数据,建立相关数学模型并利用计算机进行仿真模拟。理论性研究的核心是通过构建传染病传播和发病模型,将传染病产生和流行的背景环境因素(如流动人口、防治策略、患者发现和治疗水平等)联系起来,进而再利用空间信息技术及数学方法挖掘和研究其潜在的医学和生物学意义。其优势是可实现在实验室条件下重现传染病流行过程,并通过反复比较、探讨,最后判断各因素对传染病的贡献大小,为宏观调控和微观防治提供科学依据。

传染病发病预测模型通常包括时间序列模型、灰色模型、动力学模型、神经网络等模型。时间序列模型基于监测时间序列的数据,由于监测数据相对完善和易获取,这方面的研究也是最多的。时间序列模型的基本思想是将时间序列视为一组依赖于时间的随机变量,这组随机变量所具有的自相关性表征了预测对象发展的延续性,用数学模型将这种自相关性描述出来,就可以从时间序列的过去值及现在值预测其未来的值。

灰色模型是针对"小样本""贫信息"的模型。该模型是邓聚龙于 1982 年创立的发病率预测模型。该模型不要求数据具有规律性分布,且计算量小,可用于长短期预测。灰色模型基于年度发病率数据进行预测,准确度较高。较为常用的灰色模型有 GM(1,1)模型、GM(1,N)模型、GM(2,1)模型、DGM(1,1)模型等,模型的应用范围和预测准确性逐步提高。

① BROGGER S. Systems analysis in tuberculosis control: A model[J]. Am Rev Respir Dis, 1967, 95(3): 419-434.

　　虽然早在 1760 年,伯努利(D.Bernoulli)就利用数学方法研究过天花的传播,1911 年罗斯(Ross)利用微分方程模型研究疟疾在蚊子与人群之间的动态传播行为(该项研究使他第二次获得诺贝尔奖),但作为传染病动力学奠基性的工作是享里克森(Kermark)和麦肯德里克(Mekendrick)在 1926 年构造的著名 SIR 仓室模型和 1932 年提出的区分疾病流行与否的阈值理论 ①。Kermark 和 Mekendrick 将总人口分为易感者(S)、染病者(I)和恢复者(R)三类,即经典的 SIR 传染病模型 ②。SIR 模型对传染病的传播规律和流行趋势进行了研究,提出传染病消灭的阈值理论:若种群中易感者的数量高于阈值,传染病将继续维持;若种群中易感者的数量低于阈值,传染病将趋向灭绝。

　　从模型的数学结构来看,绝大多数传染病传播模型是常微分方程组。从传染病的传播机制来看,这些模型涉及接触传染、垂直传染、媒介传染等不同传染方式,以及是否考虑因病死亡、因病或预防接种而获得暂时免疫或终身免疫、患者的隔离等因素。有关连续传染病动力学方面的研究进展可详见 2001 年希思科特(Hethcote)在 SIAM Rev 上发表的综述文章,以及安德森(Anderson)和玛丽(Mary)的专著。

　　传统均匀混合确定性动力学模型完全忽略了人群的局部接触方式,人与人接触的过程不可能是一个均匀碰撞的过程,不同的人在单位时间内接触的人数是完全不同的。人和人之间的接触形成一个社会接触网,如果把人及其相互之间的接触认为是网络,群体水平的传染病流行实际上就是疾病在社会接触网上的传播过程。

　　随着国际旅游业的发展以及大量流动人口的出现,一些传染病被从发病率高的地区来的游客和移民传播到世界各地,如结核病在美国和欧洲等一些发达国家出现回升,给围绕常微分方程的传统模型研究带来挑战。这些挑战主要是因为流动人口形成的社会网络随机性更大,而且流动人口相关数据获取更加困难。因此,目前对该网络动力学模型最主要的动态分析是“系统稳定性”,即寻求在人口任意演变或流动情况下,传染病消失或保持稳定的条件。

　　对复杂网络模型的稳定性进行研究,目前主要有两种方法:公共李亚普诺夫(Lyapunov)函数法和代数方法。作为代数方法的代表,斯坦福(Stanford)等在 1979 年提出基于子系统矩阵特征值和奇异值的稳定性判据,尽管所得代数判据简洁且可验证,但均为充分性判据或必要性判据,不能完全证明系统稳定性。相反,1990 年开始发展的公共 Lyapunov 函数法,因具有普适性和非保守性,成为研究混合系统稳定性的主流方法。所谓公共 Lyapunov 函数是指所有子系统共同的 Lyapunov 函数,但进一步研究发现,利用公共 Lyapunov 函数法研究混合动态系统稳定性的实质困难在于相关判据在算法意义上是不可验证的,表明公共 Lyapunov 函数法也无法用于判断复杂网络模型的稳定性,鉴于混合动态系统渐近稳定的充要条件是其子系统矩阵在所有范数下诱导的极小公共矩阵测度为负。

　　近十年,网络传染病动力学模型研究取得一定进展,但目前模型研究存在 3 个问题:①模型假设总人口保持不变;②模型主要由统计物理学家提出,研究缺乏动力学理论的深入

---

①　马知恩,周义仓,王稳地,等. 传染病动力学的数学建模与研究 [M]. 北京:科学出版社,2004.

②　马知恩,周义仓,王稳地,等. 传染病动力学的数学建模与研究 [M]. 北京:科学出版社,2004.

分析和证明,如系统稳定性、分支和最终疾病负担的数学表达;③针对具体传染病建立的网络传染病模型不多,更缺少结合具体疾病数据对模型参数的估计与优化。

近 30 年,国际上传染病动力学的研究进展迅速,大量的数学模型用于分析各种各样的传染病问题。这些数学模型大多适用于各种传染病的一般规律的研究,也有部分是针对诸如 SARS、麻疹、疟疾、肺结核、流行性感冒(以下简称流感)、天花、淋病、艾滋病等具体的传染病模型。随着老传染病复燃和新传染病暴发,我国一些学者开始对传染病理论模型的研究意义有了一定的认识,并积极开展相关的研究。尤其是 2003 年 SARS 暴发以来,国家建立传染病专报网络,加强对传染病模型的研究,尤其针对乙型肝炎、艾滋病和结核病三大传染病设立了专题研究项目。其中比较有代表性的有西安交通大学马知恩团队系统研究的传染病模型,靳祯、周义仓和贾忠伟等针对流感、艾滋病和结核病等开展的研究。新型冠状病毒性肺炎疫情发生以来,中央企业发挥科技优势,运用大数据、云计算等新兴技术助力抗疫。在战疫大脑的协调下,疫情防控、复工复产的脚步坚定、高效、有序。在新型冠状病毒性肺炎疫情防控最紧要的关头,中国电科成立"疫情防控大数据攻关团队",联合国家相关部门火速开发并推出"密切接触者测量仪"。用户只需扫描二维码进入系统,输入姓名和身份证号码,就能迅速查询自己是否为新型冠状病毒传播链中的密切接触者。2020 年 2 月 8 日,"密切接触者测量仪"面向公众开放,1 小时访问量突破 500 万。

三、健康医学大数据与互联网 + 信息技术的发展

传染病防控与社会发展、生态环境和人类行为方式密切相关,也可以说是一个社会发展阶段的晴雨表。实现对传染病预测,降低传染病负担,是每一代疾病防控人的奋斗目标。但要实现对传染病的准确预测,需要将传染病还原到其产生和发展的背景下(见图 6-3)。这意味着必须收集一切与之相关的数据信息,包括疾病本身的医疗数据,也包括疾病产生的自然和社会数据。尤其对我国这样一个处于快速发展阶段的国家,丰富完整的社会发展和自然变化数据,对预测传染病传播和暴发尤其关键和重要。

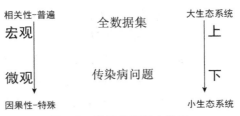

图 6-3　传染病相关大数据

医疗健康大数据:我国自 2009 年正式启动新一轮医改方案以来,以临床应用和电子病历建设为主要内容的医院信息化建设取得重要进展,基层医疗卫生管理信息系统应用推广的步伐加快,信息标准和安全体系建设日益健全,部分地方建立了省级信息平台和地市、县级区域信息平台,区域内卫生信息共享以及跨区域业务协同逐步深化,全国各地在医疗卫生各领域建立了众多以电子健康档案和电子病历数据库为基础的医疗应用系统。医疗数据的

类型和规模正以前所未有的速度增长,医疗卫生领域已进入网络大数据时代。

相关数据:自 1949 年以来我国每个城市都建立了大量水文、环境、土地与地灾监测机构和监测点,积累了海量的实时监测数据,涵盖了环境、气象、灾害、土地流失、植被覆盖等大量与传染病直接相关的自然条件数据。

可穿戴技术的快速发展和普及,为更准确获取人们本身的健康状态提供了便利和可能。例如,对运动量、睡眠质量、健身爱好、饮食习惯等生理、行为甚至生化数据的获取速度、规模,将是前所未有的,对传染病预警预测的影响也将无法估量。

四、健康医学大数据为传染病预测提供机遇

传染病预测通常依赖于传染病发病和传播模型,其原型是疾病的发病或者传播机制。预测模型的参数来自现场调查、监测或专家经验。传染病模型没有广泛推广应用的重要原因之一,是因为模型参数获取困难(有时几乎不可能)或模型参数来自部分现场数据,不能反映传染病与外界世界的真实关系(见图 6-4),导致模型对实际传染病问题预警预测不准确,限制了模型的推广应用。

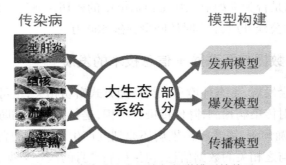

图 6-4 传染病生态环境与数学模型的关系

"谷歌"是将网络大数据应用于实际传染病防控的先驱,2009 年成功预测流感的"谷歌预测模型"掀起大数据预测热潮。戈施梅兹(Cauchemez)利用在线社交网络信息,成功预测美国宾夕法尼亚州的一次 H1N1 流感暴发;彭纳基奥蒂(Pennacchiotti)利用推特(Twitter)的社交信息,划分出流行病人群的危险等级;中国科学院研究人员利用腾讯、微博数据对国内流感流行趋势进行评估。这些网络大数据应用于公共卫生和健康管理的积极探索促进了相应大数据技术发展和成熟,如不同尺度数据的融合与相关信息关联继承、同一用户在多网站注册信息的有效辨识算法等。但是正当全球学者满腔热情期待将网络大数据应用于实际传染病公共卫生防控和管理时,"谷歌预测模型"从"预测神话"沦为被质疑大数据作用的典型案例。

反思"谷歌预测模型"失败的根本原因是"谷歌预测模型"的输入输出只依赖于网络数据,预测结果缺乏实际流感数据的实时评估和校正,预测误差被不断叠加扩大。"谷歌预测模型"的失败说明,传染病公共卫生防控需要网络大数据支持,同时也需要网络大数据在捕捉发现一个有意义的关联后,及时与实际公共卫生数据进行相互印证,确定其专业意义。只

有这样,才能发挥网络数据博大、及时的特点,补充实际公共卫生数据的不完整信息,实现对疾病传播规律和流行趋势的准确预警预测(见图6-5)。

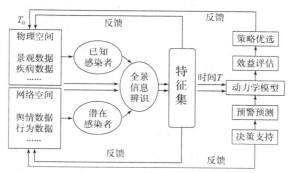

图6-5　获取相对完整信息的数学建模过程

显然,表征多源异构医疗健康大数据的数学模型,结构更加复杂,计算难度和复杂度呈指数级增加。目前的普通计算服务器尚不能快速有效解决海量多维大数据的高性能计算需求,对复杂的模型要花一两个星期才能计算出结果,急性传染病实时预警很难接受。

随着国务院发布《促进大数据发展行动纲要》率先推动政府数据公开,以及捕捉数据技术的发展,也许传染病精准预测的梦想,在我们这一代有望实现。

第四节　大数据在药品安全监管中的应用

药品在诊断、治疗和预防疾病以及调节生理功能过程中给人们带来了巨大的效益,如患者在服药后疾病症状减轻,疾病得到控制,治愈了疾病,或者通过改变疾病的进程延长了生命等。但药品的使用也存在潜在风险,包括用药错误、不合理用药,以及合格药品在正常用法用量下产生的药品不良反应(Adverse Drug Reaction, ADR)等。此外,假冒伪劣药品的危害也不容忽视。因此,人们常说"是药三分毒",没有零风险的药品。药品安全日趋成为威胁人类生命和健康的严重公共卫生问题,预防和控制药源性损害刻不容缓。

药品安全监管的主要任务是利用所有的手段和方法,将药品对患者的风险降到最低,保证药品的效益大于风险。新药在上市前往往要进行严格的动物实验和临床试验。由于人类和动物之间的种属差异(即便使用灵长类动物进行实验),对药物的反应不尽相同,因此动物实验的结果不足以预测此药用于人类时的安全性。临床试验是新药上市前进行的人体试验。参加新药临床试验的受试者都是经过严格筛选的,人数通常在数百到数千例。由于病例数量少、试验对象选择范围狭窄、受试对象控制较严和研究目的单纯等局限性,对人体可能产生的不良反应的认识只能局限于受试者群体,无法代表所有用药人群,同时也无法观察到罕见的不良反应。而药物进入市场后,服药人群将达到上百万甚至上千万,这些人的身体状况、用药情况等千差万别。各种服药后的不良反应以及药物之间的相互作用纷至沓来,严重的甚至可能危及生命。另外,由于临床试验的观察时间有限,也无法观察到迟发(如用药后几年内发生)的不良反应。因此在药品上市后对其安全性进行密切监测,尤其是对药品不良反应进行监测,是各国药品监督管理部门的重要职责,更是确保药品安全、保障公众健康的主要手段。

当前,医疗信息化的迅猛发展为健康医疗数据的快速积累奠定了基础。以医院电子病历数据、医疗保险数据、区域医疗数据平台和注册登记研究数据为主的健康医学大数据已经在药品上市后安全性监测实践中推广和利用,极大地弥补了传统的上市后安全性监测工作的局限,提高了药品安全监管工作的效率。本节将着重介绍国际上几个重要的基于健康医学大数据开展的药品上市后安全性监测项目,以及我国在开展基于大数据的药品上市后安全性主动监测方面的进展。

长期以来,美国食品药品监督管理局(FDA)、中国及其他国家的药品监管部门主要依靠自发呈报系统被动监测药品上市后的安全性。自发呈报系统基本涵盖以下主要内容:患者的基本信息;引起不良反应药品的信息;药品不良反应的表现、临床检查;药品与不良反应之间因果关系的分析判断。自发呈报系统可以及早发现潜在的药品不良反应问题的信号,从而形成假说,使得药品不良反应得到早期警告。

自发呈报系统的优势在于,可以快速对药品不良反应进行追踪,研究工作的持续时间地点不受限制;操作简便且费用不高,覆盖范围广。理论上包括了所有的医师和药师、所有的药品、所有的不良反应、暴露于药品的整个人群,包括临床试验中所排除的老年人、儿童、孕妇;药品上市后自然地加入被监测系统,可以得到早期警告。

然而自发呈报系统也存在一定的局限性。对于任何一份报告,并不能直接说明药品与不良反应间存在确定的因果关系。药品不良反应可能是由疾病本身、联合用药或是服药时的偶然条件引起。由于实际用药人群数量未知,缺乏整体用药人群基数,即只有分子,没有分母,不能计算出不良反应发生率,只能计算各种不良事件的构成比,因而无法衡量发生的风险及分析相应的危险因素等。该系统完全依赖患者、医生或药品制造商向政府药监部门报告在用药过程中观察到的不良事件,由于报告为自愿而并非强制,报告数远远小于实际发生数,且容易出现错报。不是所有的不良反应都会报告到相关部门,这种"低报"现象的存在导致该系统灵敏度下降。此外,自发呈报系统还存在报告率变化较大的问题。自发报告数量一般受以下因素影响:药品固有的急性毒理、药物的用法、药物已经上市的年数、是否有公开发布的药品不良反应信息。

药品不良反应的主动监测可以弥补自发呈报系统的上述不足,主要包括处方事件监测、重点医院监测、记录联结系统和流行病学专题调查等,其中流行病学专题调查又可以分为队列研究、病例－对照研究、病例系列等。然而,这类主动监测方法也存在瓶颈。首先,任何一个流行病学专题调查从设计到实施,包括研究对象的募集、随访、资料的收集和整理分析等环节,都需要较长的时间,研究时效性较差,研究结果颇为滞后;其次,开展相关监测工作通常需要消耗较多的人力、物力,因而研究花费也较高,很难广泛推广使用。

二、基于健康医学大数据的药品上市后安全性主动监测

电子病历可以将临床数据转化为群体水平的药品不良反应监测数据。包括中国在内的

各个国家积累了海量日常临床诊疗数据,记录了患者的诊断、处方、症状、体征和实验室检查等信息,具有良好的代表性。以电子病历为代表的电子医疗数据已逐渐成为药品上市后安全性研究的重要资源,可广泛应用于上市后药品监测、疗效比较等领域。20世纪80年代开始,英国综合医疗研究数据库(General Practice Research Database, GPRD)的电子病历数据用于药品上市后安全性研究。但直到近十年,随着医疗记录电子化的不断进步和数据库系统的不断完善、大数据信号挖掘技术的不断提高,基于大规模现有真实世界数据(如电子病历数据,医疗保险数据,区域医疗数据等)开展药品不良反应/不良事件主动监测才成为可能。

1. 哨点系统

2007年美国国会通过了《美国食品药品监督管理局2007年修正法案》(Food and Drug Administration Amendments Act of 2007, FDAAA),授权FDA与公众、学术界和私营实体合作,以建立上市后药品安全性主动监测系统。法案要求该系统截至2012年必须至少覆盖1亿人。包括医疗保险数据及电子医疗健康数据在内的多种自动医疗数据源,以及建立分布式网络链接数据源是这一风险识别和分析系统的重要特征,不仅有助于描述已知不良反应的特性、监测可预防的药品不良反应,还可以加强对上市后可能出现的药品安全问题的认识。针对该法案,FDA在2008年宣布了哨点计划(Sentinel Initiative),旨在建立一个可扩展的、高效的、可持续的监测系统,利用多种来源的电子医疗数据进行药品和医疗器械产品的主动安全监测[1],对已有的大规模上市后被动安全性监测系统进行有效补充。2009年,FDA与哈佛朝圣者医疗保健院(Harvard Pilgrim Health Care Institute)签订了为期五年的"迷你哨点计划"(Mini-Sentinel)项目。该项目由哈佛大学主导,联合多样化的合作伙伴,旨在研发和测试各种工具和方法,从而为完善整个哨点计划的结构和实施奠定基础网。到2011年,迷你哨点计划已经建成了一个覆盖1.26亿人,拥有30亿条处方记录、24亿条就诊记录、4000万条急性住院记录的分布式数据网络。覆盖人群平均观察时间为2.7年,2700万人有超过3年的医疗数据,其中1300万人有实验室检验结果的数据。从2014年9月开始,迷你哨点计划向完整版的哨点系统过渡。2016年2月,FDA宣布全面启动哨点系统,并将其作为医疗产品安全性评价工作的主要组成部分。

哨点计划有两个主要特点。第一个特点是采用哨点分布式数据库(Sentinel Distributed Database, SDD)。哨点计划采用多方合作的机制,即数据合作方由协调中心(即哈佛朝圣者医疗保健院)、数据提供方(数据合作伙伴)和学术研究机构(学术合作伙伴)共同组成。不同的数据合作伙伴仍享有数据的所有权,无需将数据传送到一个数据中心进行统一保存和管理,保证了数据合作伙伴对数据的操作权。使用分布式网络的好处显而易见。首先,它能够满足FDA建立非集中式数据库的要求,因为建立集中式数据库会引起对医疗数据隐私保密的顾虑。这种分散式的设计可以避免集中式数据仓的建库、维护、获得数据等一系列工作,降低了系统运行和维护的成本。同时,也可以减少数据传输中潜在的数据窃取、数据丢

---

① ROBB M A, RACOOSIN J A, SHERMAN R E, et al. The US Food and Drug Administration's Sentinel Initiative: expanding the horizons of medical product safety [J]. Pharmacoepidemiol Drug Saf, 2012, 21(S1): 9-11.

失等安全隐患,避免数据合作伙伴对个体保密信息泄露和数据专属权丧失的担忧。其次,可以发挥数据合作伙伴对数据内容及其用途了解的优势,更加有效地处理和更新数据,保证对数据的正确使用和合理阐释。第二个特点是采用了通用数据模型。通用数据模型是药物流行病学专家根据不同数据库的特点以及药物流行病学研究的需求,通过反复论证,研究和设计的标准数据结构。数据合作伙伴根据通用数据模型的要求在本地对其数据进行转换,将不同数据源的数据转换为统一的数据结构,使得每个数据合作伙伴能够运行相同的标准化计算机程序。使用标准化计算机程序由不同的数据合作伙伴自行分别完成数据分析,一方面可以极大地降低数据分析程序的开发成本,仅需开发通用的程序代码,而无须针对每个数据合作伙伴的数据特性进行定向开发;另一方面还可以通过各个数据合作伙伴各自同时独立运行分析程序,减少运行时间,提高分析效率。通用数据模型的建立需要确定两方面内容,一是确定数据项目,包括登记信息、基本信息、就诊、处方信息、诊断、手术、检验和体征 8 个方面的内容,如基本信息中包括患者 ID、性别、出生日期、种族、邮政编码等项目;二是确定每个数据项的标准格式,如基本信息中性别一项的标准格式字符包括 F、M、N,分别对应女、男和不详。通用数据模型随着主动监测系统的不断发展也在不断调整和完善,目前最新版本为 CDM v6,包括 13 个表,包含了哨点系统所需的全部数据元素,不同表之间通过唯一的人员标识符(PatID)关联 [①]。

　　FDA 已经利用哨点系统开展了以下应用研究:①通过系统综述获得识别关注结局的算法,如在管理数据中确定胰腺炎、在管理数据和医保数据库中确定与输血相关的败血症等;②查询关注问题,如了解活产孕妇中使用 5- 羟色胺再摄取抑制剂(SSRI)的情况、哮喘药物使用模式的变化等;③评价安全问题,如评价戒烟用药和心脏病结局的关系,评价新用沙格列汀、西他列汀和其他降血糖药引起患者住院心力衰竭的风险等;④方法学探索或比较,如探索控制混杂因素的方法、比较不同方法确认急性心肌梗死患者的能力等。

　　其中最著名的应用实例是评价比较达比加群和华法林引起的颅内出血和胃肠道出血事件。达比加群于 2010 年 10 月由 FDA 批准用于房颤患者的卒中预防,长期抗凝治疗的随机对照试验(RE-LY)已表明此药可能引起出血,因此建立了出血事件的报告制度。但在达比加群上市后几年内,不良事件报告系统收到该药引起的严重出血和致死性出血的报告数量远大于华法林(在达比加群被批准前一直使用的抗凝药),美国消费者因达比加群严重出血的不良反应对药品生产商提起诉讼。FDA 需要确认上市后达比加群与华法林相比其出血性风险是否增加,考虑到可能存在报告偏倚,FDA 利用哨点计划快速查询了达比加群上市(2010 年 10 月 19 日)至 2011 年 12 月 31 日期间使用达比加群或华法林的颅内出血和胃肠道出血的住院患者的记录,评估了药物使用情况和出血事件的关联,结果显示达比加群使用者的出血发生率并没有高于华法林。基于此结果,FDA 没有更改其关于达比加群的推荐意见。

　　2. 观测医疗结果的合作项目

　　观测医疗结果的合作项目(Observational Medical Outcomes Partnership, OMOP)是一个

────────────────
　　① 侯永芳,沈璐,刘巍,等. 美国医疗产品安全主动监测系统概述及启示 [J]. 中国药物警戒,2017,14(1):32-35.

由 FDA、学术界、数据公司、制药企业等参与的公共和私营部门的合作项目。该项目由美国国立卫生研究院基金会（Foundation for the National Institutes of Health，FNIH）管理，旨在帮助改善上市后药品安全监测。自 2008 年建立以来，OMOP 一直致力于主动监测方法、数据资源和结构的可行性和实用性研究。OMOP 的目标就是为了完善现有观测医疗数据使用，发展必需的技术和方法，进而最大限度地提高药品的效益，减少药品的风险。

　　OMOP 由多机构多数据源组成，其数据组织结构如下：①一个研究核心，负责监督 OMOP 计划实施、制订和执行研究协议，针对研究方法开发源代码；②一个研究实验室，负责提供对 5 个中央数据库构成的集中式模型的访问，用以测试 OMOP 的研发方法，其数据来源包括 4 个保险索赔数据库、1 个电子健康记录数据库；③由若干数据持有者作为研究合作伙伴构成分布式网络，他们的数据类型、数据源和覆盖人群各不相同，如 Humana、Regenstrief、VA Center for Medication Safety、SDI Health、Partners Healthcare 等，这些数据拥有者均由 OMOP 资助并利用其自有的数据源进行有关方法的测试；④提供财力资助以及方法学研究的合作者；⑤扩展联盟，由来自学术界、制药企业和政府部门人士自愿参与组成，例如，辉瑞制药公司参与 OMOP 扩展联盟，自愿承担了将一个英国电子医疗健康数据库——健康改进网络（The Health Improvement Network，THIN）转换成 OMOP 所使用的通用数据模型结构的试验。与哨点系统相似，OMOP 也具有两个明显的特征：一是使用通用数据模型；二是使用分布式网络。

　　OMOP 于 2013 年 6 月结束了在 FNIH 的试点工作，其研究实验室转入 Reagan-Udall 基金会（由美国国会根据 FDAAA 建立的一个私有且独立的非营利组织）的医学证据开发和监测创新计划（Innovation in Medical Evidence Development and Surveillance，IMEDS）。IMEDS 由公私合作，其主要目标是促进科学发展、创建必要的工具和方法以提高产品安全性监测和评价的精度和效率，并促进强大的电子医疗保健数据平台的利用，为加强上市后产品监管产生更佳的证据。而 OMOP 原有的全部研究团队加入了一个名为观察性健康医疗数据科学与信息学（Observational Health Data Sciences and Informatics，OHDSI）的项目，该项目将基于 OMOP 的方法学研究，不断迭代 OMOP 的通用数据模型，并且将不断继续开发并将其应用在观察性数据中，以回答真实世界的临床问题。

　　3. 其他国家和地区的主动监测项目

　　2008 年，在欧盟委员会第七研发框架计划（7th Framework Programme of the European Community for Research，FP7）的资助下，欧洲药品管理局（European Medicines Agency，EMA）启动了探索与理解药品不良反应项目（Exploring and Understanding Adverse Drug Reactions by Integrative Mining of Clinical Records and Biomedical Knowledge，EU-ADR Project），希望通过该项目能够利用计算机系统处理电子健康数据，从而能够更早期全面地主动监测药品不良事件。共有 18 个来自学术界、医疗界、卫生服务管理系统以及制药业的机构参与了这个合作项目。EU-ADR 项目也开发了通用数据模型来提取和聚集欧盟不同国家的数据，同时开发了数据分析方法，建立了开放的综合分析网络平台。该项目拥有 8 个电子医疗健康数据库，覆盖 4 个欧洲国家（意大利、荷兰、丹麦和英国）逾 3 000 万患者。EU-ADR

项目已于 2012 年 9 月终止。2014 年，EU-ADR Alliance 项目作为一个长期的联合协作项目接力 EU-ADR，同时，FP7 在 2013 年底结束，新的研究与创新框架计划——"地平线 2020"（Horizon 2020）于次年正式启动，为期 7 年（2014—2020 年），并由 EU-ADR Alliance 项目提供资金支持。

　　除 EU-ADR 项目之外，全球还有不少利用健康医疗大数据建立的药品安全主动监测系统，包括：欧盟协会关于各个治疗领域药品不良反应的药物流行病学研究系统（Pharmacoepidemiological Research on Outcomes of Therapeutics by a European Consortium，PROTECT）和疫苗不良事件监测与沟通系统（Vaccine Adverse Event Surveillance and Communication，VAESCO）；加拿大的药效研究观察网络（Canadian Network for Observational Drug Effect Studies，CNODES）、药品安全性和有效性网络（Drug Safety and Effectiveness Network，DSEN）和安大略省疫苗和免疫监测系统（Vaccine and Immunization Surveillance in Ontario，VISION）；英国的药物警戒与风险管理系统（Vigilance and Risk Management of Medicines，VRMM）和药品安全性研究系统（Division and the Drug Safety Research Unit，DSRU）；亚洲的药物流行病学网络（Asian Pharmacoepidemiology Network，AsPEN）等。

三、我国基于健康医学大数据的药品上市后主动监测系统

　　随着医疗信息化建设的迅速发展、药品安全相关政策和管理规定的不断完善，以及我国在药品上市后安全性研究领域学术水平的不断提升，我国也已经具备了开展基于大数据药品安全主动监测的条件。

　　2015 年国务院印发了《关于积极推进"互联网 +"行动的指导意见》和《促进大数据发展行动纲要》，大力推动健康医学大数据应用的发展。在 2017 年 2 月国务院印发的《"十三五"国家药品安全规划》中，明确提出"利用医疗机构电子数据，建立药品医疗器械安全性主动监测与评价系统"。同时，将在综合医院设立 300 个药品不良反应和医疗器械不良事件监测哨点。在精神疾病专科医院及综合医院设立 100 个药物滥用监测哨点。

　　我国的科研工作者也已开始对医学大数据在药品上市后安全性主动监测方面应用的模式进行探索。北京大学公共卫生学院的研究团队引入处方序列对称分析方法，尝试根据我国医保数据库的实际情况选择合适的标签药物和洗脱期时长来进行药品安全性评价，取得了良好结果；该团队还在 2015 年开始尝试基于通用数据模型研究耐多药肺结核治疗中的不良反应，初步构建了我国耐多药肺结核的通用数据模型，并将继续研究不良反应信号监测、混杂因素控制等方法在我国电子病历数据中的应用。这些尝试为今后利用医学大数据开展分析和利用积累了经验。

　　药品安全关系到公众生命健康权益的维护和保障，关系到经济健康发展和社会和谐稳定。当前我国正处在食品药品安全矛盾凸显期，保障用药安全是重大的民生问题。医疗机构记录和存储了实际医疗行为中产生的大量数据，如不同来源的人群、各种疾病治疗措施、药品间组合治疗、不同健康结局以及发生了安全性风险的各种数据，均具有大数据特征和潜在的价值。在逐步建立区域卫生信息平台、电子病历和健康档案的过程中，同时引入云计

算、数据仓库、数据挖掘等信息技术,改善现有数据应用的碎片化状态,充分合理地对海量的观察性医疗数据进行二次开发利用,可以有效地控制用药风险,为临床决策提供即时的科学依据,充分发挥药品在医疗行为中的最大作用。

第五节　大数据在环境与健康研究中的应用

随着信息技术的高速发展和社会生活的不断进步,以互联网、云计算等新兴技术为依托的大数据研究和应用给国家、社会和生活带来巨大变革,这使得大数据在很多领域都得到了广泛应用。其中,随着卫生信息化建设进程的提速,以及基因测序、生物分析等技术在临床决策、公共卫生领域中的广泛应用,产生了以海量数据集为特点的健康医学大数据。健康医学大数据的发展对提升临床诊疗水平、改善公共卫生和提升人群健康水平等发挥了重要的作用,对未来经济、社会和环境等产生重大而深远的影响。

在公共卫生领域中,以大规模流行病学调查和稳健的健康知识整合为特点的健康医学大数据是促进公共卫生领域发展的重要推动力。健康医学大数据也以其独特的技术优势,为公共卫生领域中相关疾病的预测和预防、循证公共卫生的决策、促进公众健康和创造高质量的生活水平提供了重要保障。欧洲委员会最近发布的"大数据支持公共卫生政策"的建议书中明确了公共卫生领域大数据对确定环境因素、基因和行为方式及其之间交互作用在健康决策中的重要作用。可以预见,健康医学大数据具有广阔的发展空间和应用前景。

随着城市化和交通的高速发展以及人类活动的不断增加,以大气污染、水污染和土壤污染为主的全球环境污染问题日益严峻,数以亿计的人口暴露在环境污染引起的健康风险中,这使得环境因素对人体健康的影响一直是公共卫生领域研究的主题之一。由于健康医学大数据能够实现对海量数据的搜集、整理和分析进而达到对人群疾病危害的预防和预测,通过将健康医学大数据(如医疗机构诊疗数据、医疗保险数据、疾病监测数据等)与环境数据相结合,探索环境因素对人体健康的危害,将非常有助于促进环境相关疾病的预防和基于健康防护的环境污染治理措施的制定。下面将分别阐述环境与健康医学大数据结合在多个研究领域的应用前景。

一、健康医学大数据的环境质量监测和健康危害预测

环境污染种类纷繁多样,其中人类的生产和生活中产生的空气污染,成为全球和我国大多数城市群地区面临的最为严重的环境问题之一。我国早些年大气环境污染严重,以高水平细颗粒物($PM_{2.5}$)和臭氧(O_3)为特征的区域复合性大气污染,呈现出地域面积大、持续时间长等特征,这促进了环境空气质量监测平台的快速建立和相关重大技术的发展。目前,我国大气环境污染已得到有效控制。国家已经开始建立空气质量高时空分辨率在线监测网络,有助于全面掌握和收集空气污染源的排放情况和不同空气污染物的时空分布特征,更为直观和及时地把握全国范围的空气质量情况;同时,借助环境监测大数据平台支持,能够促进针对环境污染水平和来源、分布区域、生态危害和人群健康等大数据的交叉分析,为环境

与健康风险的预测、预警提供科学数据。自2015年1月1日起,覆盖我国338个地级市以上的城市、有1 436个监测点位的国家空气质量监测网,已经具备了符合国家空气质量标准指标的监测能力。环境大气质量信息的实时联网发布,已经初步具备大数据的特性,为在典型地区开展高精确度的暴露评价及多中心、多病种流行病学研究奠定了重要基础。

近半个世纪,卫星成像技术不断发展、完善,遥感卫星能够自动识别海量的遥测数据,并通过反演获得近地面污染物水平和成分等相关数据。将反演获得的污染数据融入大数据客观分析,通过与地面站点数据的交叉验证,不但能够填补或修正地面数据在空间的不连续性,而且可以进一步提高污染监测的时空分辨率、补充缺失的历史数据等。另外,卫星遥感技术能够动态监测空气中各类污染源的实时变化,从而动态更新排放清单,有助于获得更加准确的空气质量预测结果。我国学者已经开始采用与国际接轨的卫星遥感技术、基于我国区域排放清单建立的高分辨率污染网格化评估技术,积极探索我国不同地区大气污染物长期变化趋势、来源及化学成分,为开展大气污染长期暴露的流行病学研究,提供了更为丰富和精确的暴露评价手段和技术支持。

与此同时,大数据在精准气象预测预报、大气污染集成预报和大规模实时动态污染排放等方面具有广泛的应用。基于大数据平台建立的环境污染预测体系,通过大数据平台与云计算技术高效处理海量数据,能够大大提升在有限时间内完成环境监测数据收集和处理分析的能力,使得高精度环境污染预测和可视化发布成为可能,为我国环境污染预报预测技术发展带来了机遇。由于环境污染对健康的影响具有滞后性,污染暴露很难及时捕捉和预测,一旦对健康产生危害通常难以逆转或改变。因此,基于大数据的环境污染的预报预测技术研究,能够为实现健康防护的早期预警提供技术支持,具有重要的应用前景。日益完善的环境污染评价和预测技术,已经能够根据区域环境中污染物排放以及未来一段时间内气象条件、大气扩散情况等因素,较为准确地预测环境污染的水平、变化趋势、持续时间和未来一段时间内的危害程度。

二、健康医学大数据的环境暴露评价

暴露评价是环境污染健康危害识别的重要技术,是环境健康风险评估过程的基本组成部分。暴露的定义包括人从怀孕一直到死亡整个过程中环境因素和其他可能因素的总暴露量。人体对环境污染物的暴露是产生其相应健康危害的主要原因,环境污染的暴露评价是科学建立人群暴露与健康效应的量效关系的关键步骤。然而对人群暴露水平做出科学、正确的评价是一项十分复杂的工作。任何一种疾病的发生和流行,尤其是具有长潜伏期的疾病(如心脑血管疾病、慢性阻塞性肺疾病、癌症等),都是多种致病因子综合作用的结果,既包括空气、水源、食物中的各种污染物等环境因素暴露,也包括如气候、性别、年龄、职业、经济、生活方式和饮食习惯等因素的综合影响。其中环境污染物的健康危害除了影响人体本身的状况外,也会随着污染物浓度、接触时间与频率的不同影响致病因子,通过不同接触途径与方式间接地对人体健康产生影响。因此,建立基于大数据的人群暴露评价体系,收集污染要素多、数据量大、数据来源广泛的环境污染数据,为环境健康风险研究提供系统化、精细化的暴露评价基础数据具有重要意义。

　　建立基于大数据的高时空分辨率的污染物时空分布是暴露评价方法的关键技术之一，是获得可靠的污染物与特定健康结局之间定量关系的重要保障。结合地表污染水平监测系统，通过高时空分辨率的污染物暴露评估模型，对研究对象进行准确的、个体化暴露评价，是提升暴露反应关系准确性和可信度的重要方法，该方法已经在国际大气污染流行病学研究中得到了广泛的应用，并在不断发展完善中。2013年之前，我国的空气质量日常监测网络非常稀疏，绝大部分位于大城市的市区区域。监测点位的稀少使得我国已有的大气污染与健康效应的流行病学研究较为简单，如假设同一人群在同一时间暴露于相同浓度的大气污染物。该暴露评价方法存在明显的暴露错分，进而导致暴露反应系数的估计偏倚，可能引起大气污染的效应参数估计更倾向于无效估计。随着地理信息系统（Geographic Information System，GIS）概念和技术的不断成熟，卫星遥感反演数据的不断优化更新，基于GIS技术和卫星遥感技术建立起来的高时空分辨率的大数据体系已经成功地应用于欧美空气污染健康效应流行病学研究的暴露评价领域，能够有效及时地提高和知晓个体暴露和空间分布的表征。近年发展起来的土地利用回归模型在评价城市区域交通相关的污染物空间分布趋势方面表现优异。利用该模型可以获得城市内部高分辨率的污染物浓度分布，进一步实现了在流行病学研究中基于住址个体化对研究对象开展精准暴露评价，为环境风险的长期人体危害评估提供了更加精准的暴露方法参考。

三、健康医学大数据的环境健康风险评估

　　环境健康风险评估是基于环境监测数据和健康数据，通过暴露评价和流行病学的暴露剂量反应关系，对环境污染、气候变化等环境危害因素给人体造成的健康危害风险发生概率进行定量评估或预测，并将风险结果提供给决策者用于政策制定，进而降低人群健康风险。因此，环境健康风险评估可为对环境健康危害有更直观的认识以及环境与健康相关政策的制定提供重要的依据。随着当前环境与健康数据的不断丰富以及环境健康风险评估技术不断发展，越来越多的研究基于大数据应用开展人体健康风险评估，将环境变量的大数据与疾病发生和发展、城市资源配置的大数据相互关联，并将环境污染程度与人体健康联系起来，以风险度为评价指标，通过模型分析，为定量描述污染对人体健康产生危害的风险提供了更加精细化的风险评估成果。

　　随着对慢性病研究的不断深入，许多大型队列研究逐渐兴起，其长期随访过程中收集到的大量健康资料，对环境健康风险研究的开展是重要的基础数据保障。美国哈佛六城市队列研究是著名的空气污染与健康的研究，首次建立了环境污染物与人体健康效应之间的关系，并对1997年美国率先将 $PM_{2.5}$ 作为空气质量监测一项重要指标的决策产生了重大的影响。该队列以美国东部六城市的8 000多名居民为研究对象，对他们的健康状况以及六城市的污染物浓度进行了14~16年的追踪记录和测定，在控制了吸烟、性别和年龄等混杂因素后发现肺癌和心肺系统疾病死亡与空气污染存在不良的危害关联。另外一项著名的美国癌症协会队列研究起初研究吸烟和饮食对癌症的影响，借鉴美国六城市队列研究方法后，也纳

入美国环境空气质量监测数据,对美国 120 万 30 岁以上的成年人进行随访研究,探讨了空气污染与肺癌死亡的关系。该研究通过基线调查问卷获取了与个体危险因素相关的大量基础数据。早期的分析包含了 7 年的随访资料,随后有文献分别涵盖了 16 年、18 年和 26 年的随访资料。与美国哈佛六城市研究不同,该研究采用了美国国家空气质量监测网络的数据来评估污染暴露情况,研究人群限定在居住在大都市、可获得污染暴露数据的居民,证实了空气污染可引起肺癌风险的增加,为空气污染长期暴露的健康危害提供了重要的参考依据。类似美国癌症协会队列研究,利用大量的人群健康资料与环境监测数据中地面监测、卫星遥感观测 / 化学气象模型以及土地利用模式的空间暴露数据相结合,评价环境对人体健康危害,已经广泛应用于临床性的队列研究中。例如,南加州大学开展的两项随机双盲干预性试验维生素 E 动脉粥样硬化进展研究(the Vitamin E Atherosclerosis Prevention Study, VEAPS)和 B 族维生素动脉粥样硬化干预试验(B-Vitamin Atherosclerosis Intervention Trial, BVAIT)收集了动脉粥样硬化发展指标的颈动脉内膜中层厚度的临床数据,与长期的空气污染暴露进行相关性分析,发现了动脉粥样硬化与环境空气污染的流行病学证据,提示长期暴露在 $PM_{2.5}$ 下引起的心血管疾病是导致死亡的重要危险因素之一。

近年来,随着航天技术的发展,基于卫星遥感技术的暴露评价方法开始广泛应用于大气颗粒物对人群心脑血管疾病的健康风险评估中,为对大尺度范围内人群健康危害进行更加精细化的健康风险评估提供数据参考。国外已有大量的研究报道了应用卫星遥感技术获取大气颗粒物高时空分辨率分布的人群的健康效应,如胡(Hu)等利用贝叶斯分层模型分析了中分辨率成像光谱仪的气溶胶光学厚度(Moderate-resolution Imaging Spectroradiometer/ Aerosol Optical Depth, MODIS/AOD)数据估算的 $PM_{2.5}$ 对人群冠心病死亡率的影响,发现 $PM_{2.5}$ 浓度升高,明显增加了标准化慢性冠心病的死亡风险。杰米(Jamie)等将卫星遥感数据应用在颗粒物浓度与急性心肌梗死的相关性研究中,提出卫星遥感在精确估计个体暴露和空间分布中的优势。玛德加诺(Madrigano)等利用卫星遥感估算的 $PM_{2.5}$,与 1995—2003 年确诊的 4 467 例急性心肌梗死病例进行相关性分析,发现 $PM_{2.5}$ 每升高 0.59 μg/m³,人群发生心肌梗死的风险相应增加 16%[①]。目前,我国学者利用卫星遥感产品进行大气细颗粒物污染与人群健康危害的流行病学研究刚刚起步,叶瑜等在 2009 年大气污染与脑出血急性发作病例交叉研究中,应用了卫星遥感反演数据评估空气污染物 PM_{10}、SO_2 和 NO_2 的浓度与脑出血急性发作的关系。

基于全球近 60 年环境与健康研究成果,WHO 已经明确了空气污染长期和急性暴露的危害,并于 2013 年将大气颗粒物定义为人类一类致癌物。我国空气污染与健康的研究起步较晚,且我国目前制定的空气质量相关政策主要参考 WHO 于 2005 年发布的《全球空气质量指南》(以下简称《指南》),但《指南》主要基于在污染物水平较低的发达国家开展的流行病学研究的结果,可能不能充分、正确地反映我国高污染物浓度水平下的健康效应暴露 - 反应关系。因此,需深入开展更多数据来源的空气污染与更大范围内人群健康危害的流行病

---

① MADRIGANO J, KLOOG I, GOLDBERG R, et al. Long-term exposure to $PM_{2.5}$ and incidence of acute myocardial infarction[J]. Environ montal Health Perspectives, 2013, 121 (2): 192-196.

学研究,获得更加系统化和精确化的中国人群大气污染物与人群健康效应的暴露-反应关系,为制定符合我国国情的空气质量标准和制定保护人群健康措施提供重要科学依据。

四、健康医学大数据的基因与环境的交互作用分析

近几十年来,人类在健康基因组学研究中的耗资达几十亿美元,但找到的能够解释疾病发生发展的致病基因仍十分有限。在研究个体对疾病易感性的差异分析中发现,基因多态性的存在并不直接造成某疾病的发生,但是能够造成个体对某特殊环境易感性的改变,因此绝大多数疾病是遗传因素和环境因素共同作用的结果。随着人群流行病学和分子遗传学技术的不断发展以及人类基因组计划的顺利实施和完善,基因大数据平台在研究疾病的发生发挥着越来越重要的作用。基因与环境交互作用的研究在疾病的病因学研究中也显示出越来越令人瞩目的公共卫生学价值。通过基因数据与环境因素作用的研究,可发现基因与环境交互作用的复杂性。

基因组学研究本身就是一个基于自然人群和临床队列研究整合获得的数据,越来越多的研究基于基因组学研究数据与环境交互作用开展分析,寻找基因与环境的交互作用,其中环境的概念已扩大,包含了社会决定因素、微生物和其他外部因素。以结合基因组、代谢组、脂质组和蛋白质组等丰富的临床数据为基础,寻找环境暴露与机体内部一些决定性因素的交互作用特点,将有助于了解人群易感性差异,使人们能够更好地理解环境因素对人类疾病的影响,进而对环境与疾病、基因与疾病的关系有更深入的认识,为疾病寻找更可靠的发病机制。

本章节阐述了应用健康医学大数据能够实现对海量数据的搜集、整理和分析进而达到对人群疾病的预防和预测,在环境健康领域带来了前所未有的机遇。在环境监测方面,建立基于大数据的高时空分辨率的环境监测体系,可为国家的环境健康研究和疾病预防提供坚实的数据基础。

在环境暴露评价方面,在基于大数据的环境监测基础上,对人群开展精准暴露评价,可对长期人体危害评估的环境风险提供更加精准的暴露方法参考。在环境健康风险评估方面,完善风险评估所需的大量人群暴露数据和健康数据的收集,可不断系统和精细地开展风险评估。在基因与环境交互方面,构建基因大数据与环境因素的病因学研究,有助于深入认识基因和环境与疾病的关系。

第六节　健康物联中的大数据应用

一、健康物联数据解析

世界各国医疗卫生费用支出不断增长,医疗卫生费用在 GDP 中所占的百分比不断增长,而且医疗保健支出增长快于整体经济增长,给财政带来了沉重的负担。WHO 的统计数据显示美国 2009 年的医疗支出占到其 GDP 的 17% 左右,其他国家(如加拿大、法国和德国

等)也都呈现上升趋势,如图 6-6 所示。世界各国面对医疗保健支出上升趋势,都在寻求一种创新的、低成本高效益的方法来提供健康服务。健康物联应运而生,广大民众和医疗健康服务提供商越来越希望将健康物联融入全球医疗卫生系统。

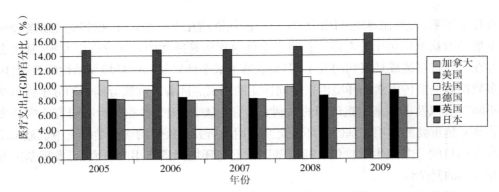

图 6-6 六个国家医疗支出占 GDP 百分比

2012 年 8 月 17 日在"2012 中国卫生论坛"上,时任卫生部部长的陈竺发布了《"健康中国 2020"战略研究报告》。"健康中国 2020"目标是全面维护和增进人民健康,提高健康公平,实现社会经济与人民健康协调发展。"健康中国 2020"指出"坚持以人为本,以社会需求为导向,把维护人民健康权益放在第一位,以全面促进人民健康,提高健康的公平性",强调"预防为主",实现医学模式的根本转变。

低成本高效的健康物联模式是提高健康的公平性和实现以"预防为主"医学模式的技术措施之一,健康信息化跨入健康物联时代。

移动通信技术、互联网技术和健康服务正在逐步走向融合,形成先进的健康物联服务。移动是指使用手机、平板计算机、个人数字助理和其他移动终端,通过各种无线通信网络(包括移动无线网络和固定无线接入网等)接入到互联网中,进行话音、数据和视频等通信业务,实现交互式的健康服务。健康物联是移动、互联网和健康服务融合的产物,它继承和整合了"移动"随时、随地、随身和"互联网"分享、开放、互动的优势,将使健康服务从电脑延伸至手机、平板计算机和任何可移动终端上,实现医患沟通的飞跃。

健康物联是电子健康和远程医疗(telemedicine, telehealth)的新扩展,其目的是加强疾病管理和健康促进,使用户与健康服务者随时、随地、随身获得相关的健康信息(包括个人健康信息和医疗记录,健康评估,健康咨询,运动状况,健康跟踪和慢性疾病管理等)。

随着移动设备的迅速发展,患者和卫生保健服务者广泛使用移动计算设备,以获得最佳的健康信息和服务,保障信息服务的公平性,并将提高人们的健康水平。

因而,中国工程院院士、中国生物医学工程学会副理事长俞梦孙认为:利用物联网进行健康和疾病的管理,才能真正促进健康,消除疾病。

1. 数据源和数据来源

健康管理是变被动的疾病治疗为主动的健康管理,达到节约医疗费用支出、维护健康的目的。如果说,谷歌眼镜(Google glass)带给人们的是一种提升生活品质的可选消费,在现代社会每个人都处于疾病的威胁之下,随着人们对自身健康的关注度提高,健康物联所承载的移动便携式医疗设备、可穿戴医疗设备有了更加广泛的需求基础,这些势必会成为将来必需的电子消费品。美国心血管权威专家托普(Eric J.Topol)在"无线医疗的未来"演讲中描绘着未来医疗,他指出,通过无线医疗可实现十类疾病的无线监测和管理,见表 6-2。

表 6-2　无线医疗的十大目标

疾病名称	无线解决方案
老年痴呆症	监测生命体征、活动以及身体各项均衡
哮喘	检测花粉、空气质量、呼吸率来有效控制
乳腺癌	超声波自测,通过网络寻求治疗
慢性阻塞性肺病	监测一秒用力呼气量、空气质量、测氧
抑郁症	监测药物依从性、活动及交流情况
糖尿病	监测葡萄糖、糖化血红蛋白
心力衰竭	监测心脏压力、血流、体重和血压
高血压	可持续监测血压和跟踪药物依从性
肥胖症	监测体重、跟踪卡路里吸收量、消耗量和运动量
睡眠异常	监测睡眠质量、检测窒息、跟踪生命体征

人体佩戴或植入体内的生物传感器能够采集身体重要的生命体征信号(如温度、血糖、血压、血氧和心电信号等)、人体活动或状态信号以及人体所在环境、位置信息,这些信号传输到附近或随身携带的健康网关设备,经过处理,通过无线链路发送到后台服务中心,由专业医生提供服务,从而实现对生命体征状况的远程感知。

由生物传感器组成的健康物联设备是直接面向用户提供服务的基础设备。所面向的用户健康状况具有多种情况,包括慢性病患者、康复患者、高危人群、亚健康状态人群、老年人等,甚至用户会出现多种健康状态的重叠,健康物联设备必须能够满足对这些用户的健康监护要求,提供定制化的服务。所以健康监护设备必须具有开放的特性,能够面向不同的用户健康状况提供定制化的监护能力。而这些健康物联设备则形成了数据采集的来源。

近年来随着物联网技术的发展,国外厂商研发了大量移动设备用于更加便捷、更加广泛的远程医疗。便携式医疗电子设备市场发展迅速,包括血糖仪、数字血压计、血气分析仪、数字脉搏和心率监视器、数字温度计、怀孕测试仪、透皮给药系统、透析系统和氧浓缩器等。也已经有部分设备可以通过无线方式通过互联网连接到医院。由于医疗电子产品使用的技术越来越复杂,为了确保包括医护人员、病患本人以及最重要的家庭用户在内的每个人都能安全有效地使用这些产品,需要保证产品的小尺寸、低功率、低成本、高可靠性、长寿命和高安全性。

为了扩大保健医疗市场,以美国英特尔为中心于 2006 年 6 月设立的非营利团体"康体佳健康联盟"(Continua Health Alliance)中,有非常多的电子厂商加盟,包括三星电子、芬兰诺基亚、美国 IBM、美国摩托罗拉、荷兰皇家飞利浦电子(Royal Philips Electronics),美国德州仪器（Texas Instruments）、夏普以及松下电器产业等。康体佳健康联盟活动的中心，是旨在确保健康设备相互连接性的措施。家庭用的体重计（身体组成计）、血压计以及计步器之类的健康设备，此前以设备单独使用的情况居多，几乎从不与其他健康设备及电子设备联动。康体佳健康联盟正力图极大改变这一状况。他们打算推出一种多台健康设备之间或者健康设备与电子设备之间，即使是不同厂商的设备也能相互合作，并可将测定的数据接入网络的机制，即"互联健康设备"。

2013—2014 年，三星和苹果等公司利用其在消费电子产品上的优势，在可穿戴设备上积极加入远程医疗的元素并开展这方面的研究，使得健康物联、可穿戴等概念非常火热。

市场研究公司 ABI Research 的最新数据显示，与健康有关的产品具有广阔的发展空间。市场研究公司 Transparency Market Research 进一步指出，与其他可穿戴设备相比，医疗将会是其最具前景的应用领域，其次则是健身和信息娱乐行业。尽管现下谷歌眼镜、智能手表等可穿戴的信息娱乐产品十分火热，但它们仍处在样机或概念阶段，更多切实应用还是在医疗健康和运动健身方面。

随着与国际接轨的步伐加快，中国的可穿戴便携移动医疗设备的发展市场也相当可观。如此庞大的数据背后，既反映了个人医疗健康市场的广阔前景，更反映了在大数据技术支持下，"量化自我"观念也开始慢慢被国人所接受。

依据需求及市场定位的不同，健康物联设备可划分为：功能型移动健康采集终端（以下简称"健康采集终端"）、移动健康应用终端（以下简称"健康应用终端"），复合型移动健康终端（以下简称"复合健康终端"）和智能型移动健康终端（以下简称"智能健康终端"）。

（1）健康采集终端

健康采集终端是具有通信功能而专注于采集一种或几种体征数据的终端。

健康采集终端是具备无线通信功能的专用健康信息采集设备，具有相对固定的功能和较低的运行环境要求。它的软硬件系统较为简单，更多地使用嵌入式芯片及嵌入式操作系统，因此其成本低、功耗小，通过传感器实时采集人体的各种生理数据，并将数据上传存储。

常见的健康采集终端主要有带 WiFi、GPRS、3G 等模块的血压终端、心电图终端和体重终端等。健康采集终端还刚刚起步，市场上成熟的产品不多，但可以预测在未来移动健康监护中将得到广泛应用，并将影响移动健康的发展。

（2）健康应用终端

健康应用终端是在智能手机和平板电脑上安装了健康应用软件的终端。

智能手机及平板电脑采用基于精简指令集计算机（Reduced Instruction Set Computer, RISC）的 ARM 架构，在保持性能的同时降低了功耗，加上高配置、触摸屏、摄像头、大屏幕等硬件，已经成为名副其实的掌上计算机。

智能手机和平板电脑加载了开放的应用程序接口（API），使健康应用能够更好地与操作系统及底层硬件整合，提供第三方健康服务应用，性能表现尤为出色。

通过健康应用终端可以在健康网站上挂号、药品查询、疾病咨询、获取各种健康服务信息、存储健康信息和健康管理等，从而方便了人们看病就医。由于目前应用的软件大部分是免费的,健康应用终端投资较少,因而得到较广泛的应用。但是由于医院缺乏体征数据的采集,其主要功能和互联网健康重叠,其应用也受到一定的限制。正因为缺乏经济利益驱动,成功的案例不够多。

（3）复合健康终端

复合健康终端是数据采集器和健康应用终端的组合。

数据采集器采集体征数据,通过有线或无线将数据传输到健康应用终端,由健康应用终端将数据传输到健康云进行存储和处理等。复合健康终端集成了健康数据采集和健康应用功能。由于复合健康终端是在用户熟悉的智能手机基础上加载应用程序,仅需增加数据采集器,就能实现健康监测,不仅功能强劲,而且扩展成本较低,受到年轻一代的青睐,成为目前市场的热点之一。但是年轻一代需求不突出,仅作为一种高科技的时尚应用。

目前,复合健康终端的相关产品较多,典型的应用如智能手机通过 USB 或蓝牙与数据采集器组成复合健康终端,如 iPhone 以及 iPad 和血压计组成复合血压终端等。

（4）智能健康终端

智能健康终端是复合健康终端的一体化健康终端。

世界人口正快速老龄化,2000—2050 年之间,全世界 60 岁以上人口的占比将翻倍,从 11% 增长至 22%。预计在同一时期内,60 岁及以上老人的绝对数量将从 6.05 亿增长到 20 亿。我国的人口已面临老龄化的巨大挑战,老年患者多以慢性病为主,病程长,恢复慢,护理量大,居家护理是满足老年人健康需求的有效途径。

中老年人的医疗保健需求旺盛,健康服务量大,因为智能手机操作相对复杂,使用智能手机较少。因此,让中老年人直接使用复合健康终端有一定的困难。他们需要操作简单方便的一体化健康终端。一体化的智能健康终端是既具有健康采集的功能,又具有健康应用功能的专用健康终端,为老年人自我健康管理和健康监测提供了便利。

智能健康终端的成本比复合健康终端高(增加了手机部分的成本)。但是,随着人们生活水平的提高,在经济条件许可的情况下,中老年人更乐意使用智能健康终端。目前市场上智能健康终端产品少见,但是有广阔的发展前景。

2.常见数据类型及其处理

通过健康物联设备的数据采集和健康相关的应用记录,其常见的数据类型主要包括以下两类。

（1）生理体征日志类数据

其特点是通过专用级医疗设备(也有部分家用保健类设备),可直接采集主要为生理体征类的数据,包括心电、血压、心率、血糖、血氧、体温、睡眠等数据。

生理体征数据的采集使医生能够远程了解人们的健康水平和慢性病控制情况,及时干预从而保障人们的健康。

（2）运动及睡眠监测类数据

其特点是电子消费类设备(如美国 UP™by Jawbone® 及 Fitbit 手环等穿戴式设备)与智能手机应用程序相结合的产品,国内目前也有多类相似设备,可跟踪人的活动和睡眠状况,并激励人们多运动、改善睡眠和饮食状况。通过与应用程序结合使用,可跟踪佩戴者的步数、距离、消耗的热量、步幅、强度级别、活动和非活动时间、GPS 路线及更多信息。给手环设置程序,以便在长时间不运动时通过振动来提醒开始运动,可以控制时间间隔和时间段。将手环调至睡眠模式,还可以自动跟踪佩戴者的总体睡眠时间、深睡眠和浅睡眠、起床时间及总体睡眠质量。

通过对以上数据的采集、处理,可以很好地解决健康管理遇到的困难和问题,实现数字化健康管理(智能化远程医疗)。智能化远程医疗为患者提供实时动态健康管理服务,为医生提供实时动态的医疗服务平台,为卫生管理者提供健康档案实时的动态数据,并将三方有机结合在一起。它是一种闭合的循环系统,由三部分组成。一是自我健康管理(健康教育、健康记录等);二是健康监测(包括健康指标检测,如血压、血糖、血氧、心电等,智能健康预警,查看居民健康档案,查看健康常识与健康指导等);三是远程医疗协助(包括用药指导、膳食指导、运动指导、慢性病例等)。它们相互作用,环环相扣,保证了对个体健康的全程监控。

全程监控的实现在数字化健康的管理理念及原则中体现得淋漓尽致。一是细粒度,就是针对不同人群提供个性化的健康解决方案;二是新概念,它使专业医疗走进家庭,干预潜在健康危机,由被动治疗转为主动健康管理;三是全方位,通过体检、评估、预防、干预、咨询等多种方式对民众的健康进行全面管理;四是多途径,通过网站、电话、邮件、语音、视频、现场等多种形式实现与全科医生、医疗专家的无缝沟通;五是全周期,即贯穿终身的健康档案及各项健康管理服务;六是高科技,利用远程家庭健康设备和领先的 IT 技术,使人足不出户享受专业医疗健康服务;七是高品质,智慧医疗是物联网研究的重要领域,它利用传感器等信息识别技术,通过无线网络实现患者与医务人员、医疗机构、医疗设备间的互动。

感知健康服务模式是智慧医疗的一个缩影。首先,选定目标客户,通过健康体验和远程监控等手段全面搜集健康信息,建立健康档案。其次,对健康档案进行健康评估和风险预测,如果监测结果是健康群体,那继而对其进行健康维护;如果是疾病风险族则进行健康促进方面的教育;如果是疾病群体,则组织就医服务。再次,根据监测的不同结果,采取健康监测、再评估、干预、健康跟踪、预警、教育、自主管理等方式进行健康服务。最后,当检测、干预等过程结束后进行健康档案的更新与管理。

理想的健康医疗模式应以人为中心,满足不同人的不同层次的医疗卫生健康需求,以健康管理为抓手,实现"预防为主、防治结合"和"小病在社区,大病在医院,康复回社区",从而使医疗资源有效被利用,提高服务水平,缓解"看病难,看病贵"的问题,相信健康物联网的利用定会让人们越来越靠近这个目标。

二、健康物联的典型应用

1. 个人健康管理

2012 年 5 月,卫生部(现国家医疗保障局)出台《中国慢性病防治工作规划(2012—2015 年)》显示:我国慢性疾病以"井喷"态势发展,已达 2.6 亿人。原卫生部部长陈竺指出,

　　其实有 80% 的心脑血管疾病、糖尿病、卒中,以及 40% 的癌症都是可以预防的。中国保健协会食物营养专委会孙树侠会长指出:慢性病和亚健康的防治需改变生活方式,而健康的生活方式必须通过健康管理来完成。

　　另据中新社北京分社的一项抽样调查显示:有 15.7% 的中国城市居民对私人医生或社区全科(家庭)医生有需求,需求者每人每年所能承受的最高费用平均为 933 元。

　　以上这些信息表明,面向个人的个性化健康管理的市场机会巨大,通过健康管理中心等民营医疗机构的设立,提倡以健康管理、疾病预防为目标,对社会特需人群提供线上线下结合的全过程的健康管理服务,已成为逐渐兴起的一股潮流。

　　面向个人的个性化健康管理模式为关注健康、愿意为健康投资的中高端用户,提供个性化的、全程的健康管理服务。通过线上平台与线下医疗资源的充分结合,线上用户可以在各种营销网站上购买健康服务产品、获取健康信息、管理个人电子健康档案,线下的健康管理中心向用户提供个性化的健康管理、健康咨询、基本门诊医疗等服务,让健康管理走到每一个人身边,形成了自己有私人医生,有需要能找得到专家的一个时代。

　　面向个人的个性化健康管理模式通过对个人身心健康的危险因素进行全面监测、分析、评估,能有效地预测个人在将来几年内患各种慢性病的概率,从而确定个人处于“健康”“亚健康”“高危”以及“患病”的状态。对于处于“健康”的个人,可以提供进一步保持健康生活方式的各种相关建议;对于处于“亚健康”“高危”以及“患病”的个人,将分析个人身心健康的危险因素,并确定所有相关的危险因素,在此基础上提供相应的健康改善计划,帮助个人改善其不健康生活方式,降低其危险因素,从而有效地控制疾病并改善自己的健康。

　　该模式一般以会员制体现,向用户提供高端的健康服务,帮助预防疾病、提高健康水平。从会员体检开始,为会员做出专业的身体状况评估、制定系统化的健康促进方案,并提醒、指导会员按照方案,有计划、有步骤地提高整体健康状况。对于患有慢性疾病的会员,健康管理中心着力于疾病的治疗与管理,以预防和减少疾病并发症的发生和发展,提高会员的生活质量。通过聘请医疗专家在国际化的诊所为会员提供一流的医疗服务,并派专人负责提供预约就诊服务。精湛的医疗技术和国际化的医疗服务,让会员在医疗中真正感受到人性的尊严。同时,健康管理中心致力于高危与亚健康会员的健康管理,以预防和减少疾病的发生和发展,提高会员的整体健康状况。健康专家需每天阅读会员的健康日志,了解会员的健康信息反馈并给予互动指导,真正做到全程管理会员的健康。

　　随着技术的发展,新的健康管理模式改变了过去人们只能前往医院、社区“看病”的传统就医和保健模式。无论在家里还是在路上,人们都能够随时获得有关的健康信息和医师的健康管理建议。由于移动通信技术的加入,健康服务不仅将节省大量用于挂号、排队等时间和成本,并将引导人们养成良好的生活习惯,变治病为防病,变被动治疗为主动保健。

　　现代移动设备(如手机,平板电脑等)、智能健康终端(设备)、先进的多媒体通信和移动互联网的结合为个人提供了高度个性化、便捷和廉价的健康服务新途径,既提高健康服务水平,又降低了服务的成本。

　　在全球范围内,移动通信技术已与健康行业紧密结合,广阔的应用前景已成为国际共识。健康物联将取代互联网成为医患之间的最佳联络工具,将为健康服务带来革命性的改观。健康物联使健康管理融入大众的日常生活,将全面拓展人们看病、治病和康复的思维,使传统的治疗模式向"预防为主"的保健模式转变,健康服务跨入健康物联的新时代。

未来的移动健康将向民众提供一体化、便捷化、智能化、个性化的健康服务,让健康服务随手可得。

目前,包括爱康国宾、美年大健康、慈铭体检在内的,原来以体检业务为主的公司,逐步关注客户体检后的干预情况,开始考虑为其提供个性化健康管理服务。而原为 IT 公司的万达信息、东软集团也从信息化的领域,结合原有的政府卫生信息平台基础,转型为关注个人健康管理的解决方案提供商。企业的尝试与探索,也为健康物联技术和医学大数据的储备,带来了一定的契机。

2. 第三方卫生服务

基本公共卫生服务,是指由疾病预防控制机构、城市社区卫生服务中心、乡镇卫生院等城乡基本医疗卫生机构向全体居民提供公共卫生服务,是公益性的公共卫生干预措施,主要起疾病预防控制作用。目前,上海市基本公共卫生服务项目有 11 大类 42 小项服务内容。

为了为居民提供更加智能、更为贴近的公共卫生服务,由企业建设的、以现代物联网技术为基础运营的健康服务平台,重点面向社区、家庭的居民提供远程健康监护、健康管理等服务,也是目前政府所提倡的第三方公共卫生服务。通过汇集公共医疗服务资源,如社区医院、各级医疗机构、各级卫生计生委、疾控中心、医联、医保部门、民政部门、老干部局等,重构以慢性病患者为中心的医疗服务提供体系,为社区全科医生和居民架起实时监测和沟通的桥梁,改变"求医问药"的传统医疗服务模式。

该健康管理信息服务与基本公共卫生项目有效对接,符合其中的 4 大类 9 小项服务内容。其通过在公共服务区域(如社区卫生服务中心、社区卫生服务站点、社区居委会、居民公共事务受理中心)等地投放健康管理物联网终端设备,实现对居民基本健康体征指标信息的采集与上传,自动推送至区域卫生信息平台和市级医院平台,同时与社区医生(家庭医生)建立连接。借助万达全程健康管理服务信息平台提供远程健康信息服务,实现"居民预检—异常预警—临床参考—医生管理"的整理流程,有效补充居民电子健康档案、提升高血压和糖尿病患者慢性病管理水平、提高老年人健康管理覆盖面。从而提升基本公共卫生服务均等化的服务途径和社区基本公共卫生的服务质量与服务效率。

健康管理信息服务的服务流程如下(图 6-7):①健康物联设备实现对居民基本健康体征指标信息的采集并自动上传至健康管理信息平台;②健康管理信息平台与政府建立的卫生信息平台对接,以补充居民的健康管理档案,为医生提供临床参考;③异常体征向居民个人、居民家属或社区医生(或家庭医生)发出预警短信提示;④社区医生(或家庭医生)可以登录健康管理工作站查阅居民的体征测量数据,辅助临床参考,并给出健康指导建议;⑤社区医生(或家庭医生)的健康指导建议自动推送至居民个人、居民家属的手机上;⑥居民个人、居民家属也可以登录网站、APP 查阅个人的健康数据及社区医生(或家庭医生)的健康指导建议。

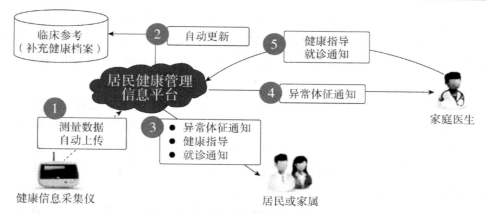

图 6-7　健康管理信息服务流程示意

通过该模式,可实现以下三方面的效益:①提高了对慢性病的识别率、控制率,降低了慢性病的发生率,延缓了慢性病的发展进程,提升居民的健康质量;②改进了慢病管理的工作方式,提高效率,降低了家庭医生无效工作量,提高工作效率,提升医疗保健质量,确保相关卫生工作体系高效运行;③通过健康信息预警管理,降低疾病发生或危急风险,减少政府医保和个人医疗外费用支出。

目前该服务模式已经在上海市及外省市多个城市的社区投入运营,覆盖并服务的居民的总量达 300 余万人。

对于第三方服务的模式,在体制方面尚有较多的政策需要突破。

引入第三方健康管理信息服务机构。信息化时代,社会在各行各业孕育的深刻变革。要从整体上改变国民的健康观念,认识到医疗消费首先是一种信息消费。充分利用信息通信技术,共享有限的医疗信息资源,以患者(而不是以医院或行业管理)为导向,促进医疗行业的市场化、信息化双重变革。受制于我国的医疗卫生信息化现状,当前居民的大量医疗数据大都存储在政府主导下或参与下的信息化平台。政府主管机构需要从根本上提高医疗产业的开放度,敢于打破医疗垄断的壁垒,建立以"运用卫生信息化创新公众服务模式"的服务理念,引入第三方健康管理信息服务机构。使政府从垄断和保密数据的历史惯性思维方式中解脱出来,在确保隐私、机密和国家安全的前提下,由政府主导开放数据,降低公众获取和利用政府数据资源的难度和成本,这是医疗云大数据时代开启的关键。

建立居民健康自我管理数据补充至政府建立的居民健康档案,辅助医生提供临床参考服务,有力支撑远程健康管理服务的落地应用。医生可以通过对患者的体征调阅,以监测患者体征变化趋势,更好地为患者提供诊疗服务。但是各地都没有出台相关的居民健康自我管理档案信息化建设规范,居民日常健康自我管理档案进入政府建立的居民健康档案扩展信息平台遇到瓶颈。需要推进建立居民健康自我管理数据补充到居民健康档案的准入规则,以更好地发挥居民日常健康自我管理数据的应用价值。

建立配套的慢性病管理制度和绩效考核制度。全科(家庭)医生作为执行社区日常医疗保健服务的职业工作人员,是居民健康管理及疾病预防的基层守门人。建立"全科(家庭)医生制度改革的评价和激励机制",明确家庭医生的详细服务流程、服务内容,收费模式以及考惩体系、服务监督体系。同时,可以通过第三方健康信息服务机构提供的监护日志、服务评价等绩效数据,有效地对全科(家庭)医生的绩效进行考核,调动医生服务的工作积极性。

建立远程/移动医疗法规和责任认定远程/移动医疗,使得从传统的"治疗性服务"转换为"预诊性服务"成为可能,但是目前我国还没有制定和颁布远程/移动医疗的相关法律法规。具备健全、配套的法律法规,对我国远程医疗服务长期顺利开展至关重要。在现阶段,远程医疗双方进行信息传输和电信运营商之间还没有任何法律手段制约,一旦出现问题,如信息传输中的失误,资料不全或资料本身的失误,咨询诊断的失误导致误诊、漏诊,计算机病毒或"黑客"突然攻击等造成患者病情及病历隐私的泄漏时,责任还没有具体的人来承担,这种由于网络的不确定性带来的远程医疗事故将比传统的医疗纠纷更难处理,因此远程医疗的深入开展急需相应配套的法律和法规。

需要网络、医学及法律方面的专家共同参与,前瞻性地做好有关法律问题的研究和法规的制定,明确医疗责任,保护患者隐私权,为处理远程医疗纠纷提供法律依据,将医疗风险减少到最小,促进产业依法有序的发展。

第七章　医学大数据的未来展望

第一节　医学大数据的资源化

　　数据的资源化是指大数据在企业、社会和国家层面成为重要的战略资源。健康医疗大数据的资源化既关系到医疗,更关系到民生。如表7-1所示,近年来,政府对健康医疗大数据管理与应用的重视程度越来越高,已将其纳入国家大数据战略布局。2016年中共中央、国务院印发了《"健康中国2030"规划纲要》(以下简称《纲要》),健康医疗大数据行业已经起步发展,《纲要》中明确提出建立和完善全国健康医疗数据资源目录体系,全面深化健康医疗大数据在行业治理、临床和科研、公共卫生、教育培训等领域的应用。同年,国务院办公厅印发《国务院办公厅关于促进和规范健康医疗大数据应用发展的指导意见》(国办发〔2016〕47号),要求顺应新兴信息技术发展趋势,规范和推动健康医疗大数据融合共享、开放应用,并明确提出建立全国健康医疗数据资源目录体系,制定分类、分级、分域的健康医疗大数据开放应用政策规范,稳步推动健康医疗大数据开放。

　　2016年4月—2017年6月,由当时的国家卫生计生委(现国家医疗保障局)统一牵头组织,国家健康医疗大数据安全管理委员会(大数据办)统一监管的中国健康医疗大数据产业发展集团公司、中国健康医疗大数据科技发展集团公司和中国健康医疗大数据股份有限公司相继筹建,以国有资本为主体的三大健康医疗大数据集团,旨在通过健康医疗大数据应用促进优质医疗资源下沉到基层群众,努力提高人民群众获得感;通过健康医疗大数据支持三医联动、分级诊疗、异地结算和远程服务等,为深化医改注入新动力;通过健康医疗大数据应用发展,创新健康服务新业态,发展健康科技产品,推进覆盖第一、第二、第三产业的全健康产业链的发展,促进数字经济为国民经济增添新动能。

表7-1　2009—2017年国内出台的关于医疗信息化建设总体要求类相关政策

时间	部门	政策	政策分类
2009	中共中央、国务院	《关于深化医药卫生体制改革的意见》	整体指导
2010	卫生部	《3521工程》	
2012	住建部	《关于开展国家智慧城市试点工作的通知》	
2013	国家卫生计生委(现国家医疗保障局)、国家中医药局	《关于加快推进人口健康信息化建设的指导意见》	
2015	国务院	《全国医疗卫生服务体系规划纲要(2015—2020年)》	

时间	部门	政策	政策分类
2011	卫生部（现国家卫生和计划生育委员会）	《基于电子病历的医院信息平台建设技术解决方案（1.0 版）》	医院信息化
2011	卫生部（现国家卫生和计划生育委员会）	《电子病历系统功能应用水平分级评价方法及标准（试行）的通知》	
2012	卫生部（现国家卫生和计划生育委员会）	《健康中国 2020 战略研究报告》	医药信息化
2012	国务院	《卫生事业发展"十二五"规划》《服务业发展"十二五"规划》	
2014	卫生计生委（现国家医疗保障局）	《电子病历基本数据集》《基于电子病历的医院信息平台技术规范》	
2013	中共中央	《中共中央关于全面深化改革若干重大问题的决定》	区域信息化
2014	卫生计生委（现国家医疗保障局）	《居民健康档案医学检验项目常用代码》《基于居民健康档案的区域卫生信息平台技术规范》	
2015	国务院	《国务院办公厅关于城市公立医院综合改革试点的指导意见》	
2015	国务院	《国务院关于印发促进大数据发展行动纲要的通知》	数据融合、使用及安全
2016	国务院	《国务院办公厅关于促进和规范健康医疗大数据应用发展的指导意见》	
2017	卫生计生委（现国家医疗保障局）	《"十三五"全国人口健康信息化发展规划》	

一、健康医学大数据资源化的建设目标

1. 建立"一个系统"

建立健康医学大数据资源目录管理系统,基于统一数据模型,从多种用户视角对我国健康医学大数据资源进行注册和管理,以规范的方式对各级各类卫生计生机构产生的各种信息资源进行标准化编目,对注册的资源目录元数据进行集中管理,促进跨机构、跨地域健康医学大数据资源的共享、开放与应用。

2. 提供"三类服务"

（1）资源共享服务

通过资源注册和查询,实现单一信息源对其他机构、部门的信息资源共享,从而解决信息的完整性和一致性问题。

（2）公共信息服务

通过资源查询与推送,实现对授权人提供完整个人健康医学大数据信息或对社会公众提供公共健康医疗信息,从而解决信息的可及性和公开性问题。

（3）辅助决策服务

通过资源查询与调阅,实现多渠道健康医疗信息的采集、汇总、分析与综合应用,为行政管理部门提供多样、科学的决策信息。

3. 解决"四大问题"

①依靠对资源目录的编目、注册和发布,解决"有哪些信息资源"的问题。

②依靠对资源目录的查询,解决"信息资源在哪里"的问题。

③依靠对资源目录的调阅和推送,解决"如何获取信息资源"的问题。

④依靠对资源目录的查询、统计、维护、监控,解决"信息资源的应用及管理"的问题。

二、健康医学大数据资源化的建设内容

1. 健康医学大数据资源目录关键技术

健康医学大数据资源目录体系以元数据库为核心,以资源目录分类模型和资源目录细目词表为基础,对全国各级各类卫生计生机构产生的各种健康医学大数据资源进行分类注册与编目,并利用统一的资源目录管理系统进行资源的管理并对外提供服务。

(1)健康医学大数据资源目录的元数据库模型

元数据是关于数据的数据,建立资源目录元数据标准是有效描述信息资源、实现信息资源高效发现和交流的基础。根据我国健康医学大数据信息资源管理、应用的需求,综合吸收国外大数据资源目录体系构建元素,参考国内其他行业大数据资源归类方法,我国健康医学大数据信息资源目录元数据库的五维模型库的构建应包括资源内容、资源表示、资源管理、资源责任和资源获取5个维度(见图7-1),各维度元数据分类与元数据项如表7-2所示。

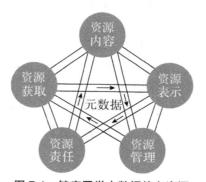

图 7-1 健康医学大数据信息资源

表 7-2 五维模型元数据分类与元数据项设置

维度	元数据分类	元数据项
资源内容	题名	信息资源名称
	主要内容的摘要	资源内容简介
	主题词及主题类别	关键词、数据所属业务类型
	资源相关信息	数据库名称、核心数据库表内容
	覆盖范围及空间占用信息	数据覆盖范围、数据量
	将此条记录与其他记录区别开的标志	数据主索引
	将此数据项与其他数据项区别开的标志	数据标识

续表

维度	元数据分类	元数据项
资源表示	记录资源的文件格式和类型	数据资源格式、数据资源类型
	信息管理系统与数据库信息	信息系统名称、信息系统功能、信息系统架构类型、使用何种数据库系统
	系统使用时间	使用时间
资源管理	安全测评信息	安全等级测评
资源责任	管理人员信息	信息负责部门、联系人、联系电话
	数据来源描述	数据可获得性描述
	数据获取的限制,如收费、网络情况等	自评价情况
资源获取	数据来源、数据采集频次、数据采集起止时间	数据共享范围、数据使用方式、数据分析利用部门、可获得数据链接
	是否向数据使用者收费、系统运行网络	数据安全情况自评价、隐私管理情况自评价、数据质量情况自评价

（2）健康医学大数据资源的分类模型

为加强卫生信息化的顶层设计和卫生计生的资源整合,加强统筹规划和管理,2014 年,国家卫生计生委（现国家医疗保障局）制定了资源整合顶层设计规划——"4631-2 工程",即建设国家级人口健康管理平台、省级人口健康信息平台、地市级人口健康区域信息平台、区县级人口健康区域信息平台等 4 级卫生信息平台,支撑公共卫生、医疗服务、医疗保障、药品管理、计划生育、综合管理等 6 项业务应用,构建电子健康档案数据库、电子病历数据库、全员人口个案数据库 3 大数据库,建立 1 个融合网络人口健康统一网络,加强人口健康信息标准体系、信息安全防护体系 2 个体系建设。

在此基础上,2016 年,国家健康医学大数据资源目录与标准体系研究项目工作组确定了《健康医疗大数据资源分类框架》,将健康医学大数据资源进行分类,分为类目、亚目和细目 3 个层次（见图 7-2）。

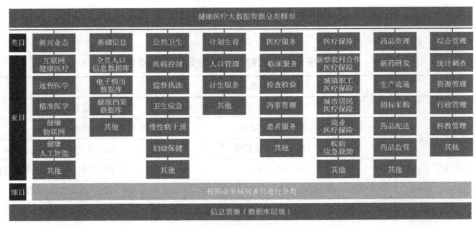

图 7-2　健康医学大数据资源分类模型

类目包括基本业务类 6 个（公共卫生、计划生育、医疗服务、医疗保障、药品管理和综合管理）、基础信息类 1 个（全员人口信息数据库、电子病历数据库和健康档案数据库）和新兴业态类 1 个（互联网健康医疗、远程医学、精准医学、物联网和人工智能等新兴技术），共 8 个大类。

亚目是根据各类目领域的特点，按照业务内容的组成部分或业务流程的先后顺序进行分类，并对每个类目都增加"其他"项作为兜底项。

细目的初步编制是通过面向国家级卫生计生部门、省级卫生计生部门和部分大型医院开展资源调查，将调查数据进行清洗、拆分、归并后逐一规范化命名形成，这将是一个逐步完善的过程。

通过健康医学大数据资源目录管理系统实现大范围注册后，才可能逐步编目完成一个较为全面、科学的资源目录细目。

（3）健康医学大数据资源目录的编码模型

依据我国《卫生信息标识体系对象标识符编号结构与基本规则》和《卫生信息标识体系对象标识符注册管理规程》，我国健康医学大数据资源的根目录为 2.16.156.10011.2.100，并分别对类目（2 位码）、亚目（2 位码）、细目（4 位码）和信息资源（10 位码）进行编码（见图 7-3）。

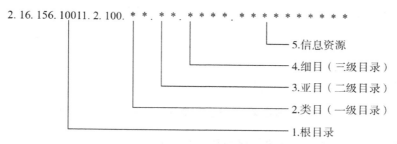

2. 16. 156. 10011. 2. 100. * * . * * . * * * * . * * * * * * * * * *

　　　　　　　　　　　　　　　　　　　　└── 5.信息资源
　　　　　　　　　　　　　　　　└── 4.细目（三级目录）
　　　　　　　　　　　　└── 3.亚目（二级目录）
　　　　　　　└── 2.类目（一级目录）
　　　└── 1.根目录

图 7-3　我国健康医学大数据信息资源目录编码模型

（4）健康医学大数据资源目录的管理系统

健康医学大数据资源目录管理系统是全国性、常态化开展健康医学大数据资源管理、共享与应用的重要支撑，系统建设应以数据资源的注册与管理为基础，以共享应用需求为导向，兼顾系统的安全性、可靠性、规范性、可维护性和可扩展性，实现我国健康医学大数据资源的综合利用与共享，具体内容如下。

依据元数据标准，利用资源目录元数据库提供元数据管理，依据资源分类标准和资源编码规则构建和维护信息资源数据库，并从应用的角度分别建立资源目录和服务目录，为健康医学大数据资源的共享与应用提供标准化的数据基础。

对外实现健康医学大数据资源注册、发布、查询、调阅、推送等功能，对内实现健康医学大数据资源编目、目录维护、主题统计、共享监测等功能。

功能层各种功能点支撑健康医学大数据资源目录管理系统提供资源共享、公共信息和辅助决策三类服务，并通过外部网站门户将不同功能和服务进行集成，以统一的界面呈现给用户，通过内部管理系统实现对健康医学大数据资源的全面管理和对目录管理系统的优化配置。

　　我国健康医学大数据资源目录管理体系采用两级架构,分为国家级资源目录中心和省级资源目录中心。省级资源目录中心注册和管理的信息资源需及时向国家级数据资源目录中心注册,保持国家级数据资源目录的完整性(见图7-4)。

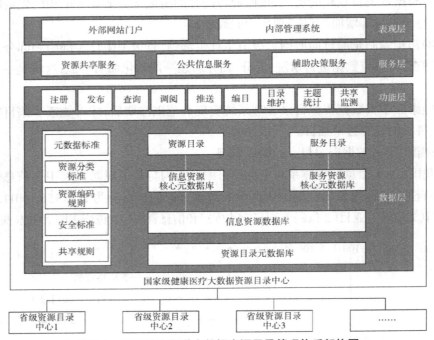

图7-4　我国健康医学大数据资源目录管理体系架构图

　　2. 健康医学大数据资源目录的管理制度与标准建设

　　管理制度是保证健康医学大数据资源目录体系持续、有效、规范运行的基础,应包括如下部分。

　　健康医学大数据资源管理与共享相关的行政制度:如资源注册登记制度、分级管理制度和共享规则等。

　　健康医学大数据资源目录体系的专项管理制度:如资源目录体系的统筹规划管理、测评管理制度,不同目录层级管理部门之间的信息交换、共享、协调制度和系统维护管理要求等。

　　健康医学大数据资源目录的标准体系:从资源目录的框架、技术、数据、分类、编码等多个方面,提出资源目录标准体系并研究制定相关标准,规范化、标准化开展健康医疗大数据资源目录的共享与应用工作。

　　健康医学大数据标准体系:在我国健康医疗信息标准体系概念模型和标准体系框架的基础上,依托我国医疗卫生领域在数据资源标准化方面取得的诸多成果,研究借鉴国内外制定的大数据标准体系框架,结合"十三五"以来我国健康医疗大数据资源共享开放和深化应用的需求及卫生业务域数据表达的标准化需求,有序研究制定健康医疗大数据标准体系框架和具体标准,以信息标准为抓手,从数据、技术、安全、管理等多个角度规范健康医疗大数据行业的发展。

第二节 医学大数据的融合共享

"十二五"期间,我国初步建立了全员人口信息、电子健康档案、电子病历等数据库,全国有 27 个省(区、市)建立了省级人口健康信息平台,连同 44 家委属管医院分别与国家平台实现联通。逐步建立了涵盖艾滋病、结核病等 22 个疾病监测的传染病疫情网络直报系统和覆盖 13.7 亿人口的全员人口个案数据库。发布人口健康行业信息标准 102 项。2017 年,国家卫生计生委印发《"十三五"全国人口健康信息化发展规划》(国卫规划发〔2017〕6号),要求在依法加强安全保障和隐私保护的前提下,稳步推动人口健康医学大数据资源共享开放。依据国家医疗保障局的统一部署,按照"以人为本、创新驱动、规范有序、安全可控、开放融合、共建共享"的原则,"十三五"期间,我国健康医学大数据资源管理工作必将取得突破性进展,逐步实现健康医疗大数据的融合共享、开放应用。

一、健康医学大数据融合共享的信息安全

对于健康医学数据,目前无论是主管部门还是卫生健康机构,大都把注意力放在如何保障信息系统及系统内信息的安全,目标是使信息或信息系统免受未经授权的访问、使用、披露、破坏、修改、销毁等,也就是保障信息安全中经典的 CIA 三性:保密性(confidentiality),即信息不被泄露给未经授权者的特性;完整性(integrity),即信息在存储或传输过程中保持未经授权不能改变的特性;可用性(availability),即信息可被授权者访问并使用的特性。

数据共享和开放之所以难做,不是因为大家看不到开放共享的好处,而在于健康医疗数据大多数是"能够识别公民个人身份和涉及公民个人隐私的电子信息",这样的数据一旦开放共享,必然存在个人身份和隐私信息泄露的风险。如何在共享和开放中做到趋利避害,是我国发展健康医疗大数据应用必须克服的关口。

1. 英国健康医学大数据平台 care.data 的经验教训

2012 年,英国通过了《医疗和社会保健法案》(Health and Social Care Act),规定由医疗和社会保健信息中心(Health and Social Care Information Centre, HSCIC)向家庭医生(general practitioner, GP)收集其掌握的健康医学数据,再由 HSCIC 负责对外的数据开放利用。

2013 年,健康医学大数据平台 care.data 正式启动,由英国国家医疗服务体系(National Health Service, NHS)指导 HSCIC 从公立医疗机构和家庭医生处收集医疗数据,建立国家级数据库,同时,允许 NHS 和符合条件的私营公司对数据进行研究(见图 7-5)。该平台期待通过数据资源的统一归口、共享、分析实现以下目标:①更好地认识病患,研发药物和治疗方式;②认识公共卫生和疾病的发展趋势,保障每个人享有高质量的服务;③在有限预算中更好地分配医疗资源;④监控药物和治疗的安全状况;⑤比较全国各区域的医疗质量。

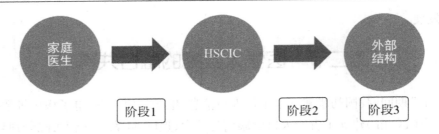

HSCIC——医疗和社会保健信息中心

图 7-5　英国 care.data 健康医学大数据平台流程图

可以说,care.data 从诞生之日起就被寄予厚望,然而 2016 年 7 月 6 日,NHS 决定从即日起停止 care.data 计划。究其停摆原因,主要是在实际运作过程中存在三方面的信息安全问题。

(1)共享环节

没能尊重各相关方的诉求和立场,更缺乏充分、有效的沟通和宣传。根据《医疗和社会保健法案》,项目采用的默认加入模式在一定程度上剥夺了民众的自主选择权;家庭医生具有法律义务保护患者数据的保密性和安全性,这与必须按照要求将数据传输至 HSCIC 之间具有与生俱来的矛盾;民众和家庭医生不清楚 HSCIC 会将数据提供给谁以及数据会被如何使用。

(2)开放环节

没能对外明确数据开放的规则、流程,有意或无意的遮遮掩掩使各方疑问丛生。尽管 care.data 计划反复强调,收集和共享的数据经过了匿名化或伪匿名化处理,数据无法回溯到个人,不存在隐私泄露的担忧。然而实际上,在大数据环境下,数据很可能经过组合、挖掘,可以重新识别出个人。同时,数据集中存储反而导致遭破坏、窃取、泄露等安全风险的上升。

(3)利用环节

未能清晰界定数据共享开放的用途,始终回避 HSCIC 是否会出售数据盈利,是否允许商业机构获取数据以及获取后是否会以此盈利,都是这些情况在媒体曝光之后才被动应对。

2. 我国健康医学大数据融合共享的信息安全问题

我国同样面临健康医学大数据融合共享过程中的信息安全风险,至少现阶段在数据共享、开放、利用等规则层面,我国同样没有太多的考虑和制度设计。2017 年,当时的国家卫生计生委印发的《"十三五"全国人口健康信息化发展规划》(以下简称《规划》)明确指出:"信息资源管理、个人隐私保护、行业与市场监管等方面的政策法规问题日益凸显;信息安全防护体系亟待完善;网络安全防护难度骤增,信息安全监管制度和体系亟须进一步加强。"

但是,信息安全和个人隐私到底该如何保护,在 2014 年国家卫生计生委印发的《人口健康信息管理办法(试行)》(以下简称《办法》)、2016 年国务院印发的《国务院办公厅关于促进和规范健康医学大数据应用发展的指导意见》(以下简称《意见》)以及 2017 年《规划》中更多的是采用了一种原则性的表述。例如,《意见》提出要建设"统一权威、互联互通的人口健康信息平台",那么医院向平台提供数据之前,是否需要征求患者同意?《办法》规定"人口健康信息的利用应当以提高医学研究、科学决策和便民服务水平为目的",那么药企申请使用数据用于研发新药,是否符合规定?《办法》规定"涉及保密信息和个人隐私信息,不得对外提供",其中"对外"该如何理解?是否意味着医疗系统之外的机构和个人,包括大学、科研机构等都不能利用该数据?《规划》中的"实现数据集中权威监督、授权分级分类分域管理",其中"授权分级分类分域"的标准和内容分别是什么?相关法律依据在哪里?信息安全和个人隐私,是发展大数据利用的两大前提。前者已经引起了各方面的关注,而对后者的保护,更多地要体现在数据共享、开放、利用的过程中,也应获得各界足够的重视。在发展健康医学大数据应用时,两者应当并重、并行,才能获得普遍支持。

3. 我国健康医学大数据融合共享的信息安全策略

坚持网络安全与信息化工作同谋划、同部署、同推进、同实施,加快制定人口健康信息化和健康医学大数据管理办法等法规、政策、制度,加大技术保障力度,强化信息安全管理。

按照相关政策、法规要求,贯彻国家信息安全等级保护制度、分级保护制度和信息安全审查制度,完善安全管理机制。

制定人口健康网络与信息安全规划及健康医学大数据安全管理办法,加快健康医学大数据安全体系建设,制定标识赋码、科学分类、风险分级、安全审查规则,落实《卫生计生行业国产密码应用规划》,推进国产密码在安全体系中的应用。

定期开展网络安全风险评估,强化容灾备份工作,完善安全保障体系和运行维护方案,提高行业整体网络安全事件监测及动态感知能力。

完善涉及居民隐私的信息安全体系建设,实现信息共享与隐私保护同步发展,确保系统运行安全和信息安全。

二、健康医学大数据的共享开放

1. 我国健康医学大数据共享开放存在的问题

（1）资源统筹和整合利用不足

近年来,我国健康医疗领域已基本融合了信息技术,拥有涵盖 90 余万家医疗机构的信息库,超过 20% 的医院拥有以电子病历为核心的信息化管理系统。但是,由于每个医疗机构的医疗信息标准不尽相同,存在重复建设、分散建设、多头采集、多系统并立等问题,"信息孤岛""信息烟囱"依然存在,主要体现在以下 3 个层面。

第一,数据仅限于在某个医疗卫生机构的信息系统中流转,无法与其他医疗卫生机构的数据互联互通。

第二,数据仅限于在健康医疗行业中实现聚合,未打破卫生健康、工信、民政、公安、社保、环保、食品药品监管等部门的壁垒,做到跨部门数据互联共享。

第三,数据仅限于在公共部门内流转,未实现与可穿戴设备、智能健康电子产品、健康医疗移动应用等产生的数据资源对接。

（2）数据质量良莠不齐

当前，我国健康医学大数据的术语代码类标准不健全，相关标准执行不到位，主要体现在5个层面。

第一，疾病诊断编码、临床医学术语、检查检验规范、药品耗材应用编码、数据交互接口等相关代码标准还不健全。

第二，缺乏涵盖数据、技术、管理、安全等方面的人口健康信息化和健康医学大数据标准规范体系。

第三，基础资源信息、全员人口信息、电子健康档案、电子病历数据等标准和技术规范还不够完善。

第四，数据采集标准机制、数据质量保障机制、数据优化治理机制以及标准应用管理机制还不规范。

第五，可信医学数字身份、电子实名认证、电子证照数据访问控制等数字身份管理等尚缺乏，难以做到服务管理留痕可溯。

（3）信息化水平区域发展不平衡

边远、贫困地区的关键信息基础设施薄弱，人口健康信息化自主创新能力和对国家经济增长的拉动作用有待提升。

2. 我国健康医学大数据共享开放的发展策略

（1）构建统一权威、互联互通的人口健康信息平台

依托国家电子政务外网，统筹公共基础设施和统一数据共享交换，合理构建标准统一、融合开放、有机对接、授权分管、安全可靠的国家、省、市、县四级人口健康信息平台，实现对全国人口健康信息的深度挖掘和统计分析，支撑人口健康管理和决策以及跨区域、跨业务领域信息共享和业务协同。推进互联互通信息标准落地应用，消除信息壁垒，畅通部门、区域、行业之间的数据共享通道，探索社会化健康医学大数据信息互通机制，实现健康医学大数据在平台集聚、业务事项在平台办理、政府决策依托平台支撑。

（2）有序推动人口健康信息基础资源大数据开放共享

全面推进全员人口信息数据库建设，实现全员人口信息的预警监测和动态管理，为促进人口与经济社会、资源环境全面协调和可持续发展提供决策依据。

全面推进电子健康档案数据库建设，不断提升公共卫生和基层医疗卫生应用服务水平，满足居民个人健康档案信息查询需求，增强居民自我健康管理能力，提高全民健康水平。

全面推进电子病历数据库建设，以中西医电子病历为核心，依托医院信息平台实现医院内部信息资源整合，通过区域信息平台，实现居民基本健康信息和检查检验结果等医疗机构之间信息实时更新、互认共享。

在三大数据库基础上，加强基础资源信息数据库和健康医学大数据中心建设，逐步实现医疗机构、医护人员、应急救治、医疗设备、药品耗材、健康管理、产业发展和信息服务等健康医疗基础数据和公共信息资源的集聚整合。

建立统一规范的国家人口健康医学大数据资源目录体系，按照一数一源、多元校核的原

则,实现数据集中权威监督、授权分级分类分域管理,在依法加强安全保障和隐私保护的前提下,稳步推动人口健康医学大数据资源共享开放。

(3)完善人口健康信息各类基础业务应用系统

统筹完善公共卫生、计划生育、医疗服务、医疗保障、药品供应、综合管理等信息系统,建立健全行业管理、健康服务、大数据挖掘、科技创新、文化发展、疾病防控、健康教育、妇幼健康、食品安全、血液管理、综合监督、卫生应急、药物政策、信息宣传、中医药管理等覆盖全行业、涉及健康医学大数据全产业链的所有信息系统,基于人口健康信息平台建立数据集成、互联互通、业务协同、开放共享的业务系统,促进医疗、医保、医药信息联动,实现人口健康信息化和健康医学大数据各类基础业务应用系统的协同共享。

(4)健全统一的人口健康信息化和健康医学大数据标准体系

建立完善统一的疾病诊断编码、临床医学术语、检查检验规范、药品耗材应用编码、数据交互接口等相关标准,健全涵盖数据、技术、管理、安全等方面的人口健康信息化和健康医学大数据标准规范体系,修订完善基础资源信息、全员人口信息、电子健康档案、电子病历数据标准和技术规范,完善标准应用管理机制,推动信息标准应用发展。

加强大数据质量体系建设,规范数据采集,保障数据质量,优化数据治理。

推进网络可信体系建设,强化健康医疗大数据应用发展所需的数字身份管理,建设全国统一标识的医疗卫生人员、医疗卫生机构电子证照和数字认证体系,实现可信医学数字身份、电子实名认证、电子证照数据访问控制,积极推进电子签名应用,推动建立服务管理留痕可溯、诊疗数据安全运行、多方协作参与的健康医疗管理新模式。

(5)促进人口健康信息化服务体系协同应用

依托区域人口健康信息平台,实现对公共卫生网络数据的规范采集、传输、存储和分析应用,加强信息共享和服务协同体系、医保业务协同体系、药品管理业务协同体系、计划生育业务协同体系、综合监管业务协同体系等公共卫生业务协同体系建设。

提升现代化医院信息治理能力,加快医院临床信息系统与管理信息系统的深度融合,逐步扩大和规范数据采集范围,保障数据质量,实现基于医院信息平台的信息系统集成与数据统一管理。

鼓励各类医疗卫生机构、相关研究机构加强健康医学大数据采集、存储,统一上报并规范接入国家健康医学大数据中心,加强应用支撑和运维技术保障,打通数据资源共享通道,规范健康医学大数据应用,推动健康医学大数据资源开放共享。

(6)推进健康医学大数据临床和科研应用

依托现有资源建设一批临床医学数据示范中心,集成基因组学、蛋白质组学等国家医学大数据资源,构建临床决策支持系统。

加强疑难疾病和慢性病管理等重点方面的研究,强化人口基因信息安全管理,推动精准医疗技术发展。

围绕重大疾病临床用药研制、药物产业化共性关键技术等需求,建立药物不良反应预测、创新药物研发数据融合共享机制,建立以基本药物为重点的药品临床综合评价体系。

充分利用优势资源,优化生物医学大数据布局,依托国家临床医学研究中心和协同研究网络,系统加强临床和科研数据资源整合共享,提升医学科研及应用效能。

（7）强化人口健康信息化与大数据风险预警和决策应用

利用现有的健康医学大数据资源,采用先进的信息通信、数据融合及地理空间技术,强化突发公共卫生事件监测预警、紧急医学救援、综合指挥调度能力。

以居民健康档案整合慢性病管理信息,强化动态监测与监管,实现数据交换和信息共享。

加强重症精神疾病患者危险行为预警评估分析,完善传染病监测预警机制,加强流行病学分析、疫情研判和疾病预防控制。

推进妇幼保健与计划生育服务管理资源整合与业务协同,实现妇女、儿童全生命周期医疗保健服务跨区域动态跟踪管理。

构建国家和省、市食品安全风险监测信息系统,实现食源性疾病信息的实时上报,形成网络互联、信息共享的食品安全风险监测数据库。

（8）培育健康医学大数据发展新业态

加强数据存储清洗、挖掘应用、安全隐私保护等关键技术攻关。

鼓励社会力量创新发展健康医学大数据,促进健康医疗业务与大数据技术深度融合,加快构建健康医学大数据产业链,大力推进健康与养老、旅游、互联网、健身休闲、食品、环保、中药等产业融合发展。

发展居家健康信息服务,规范网上药店和医药物流第三方配送等服务,推动中医药养生、健康管理、健康文化等产业发展。探索推进智能健康电子产品、健康医疗移动应用等产生的数据资源规范接入人口健康信息平台。

充分发挥人工智能、虚拟现实、增强现实、生物三维打印、医用机器人、可穿戴设备等先进技术和装备产品在人口健康信息化和健康医学大数据应用发展中的引领作用,推动新产品、新技术在以全息数字人为愿景,集计算机深度学习技术、疾病预防、卫生应急、健康保健、日常护理中的应用,促进由医疗救治向健康服务转变,实现以治疗为中心向以健康为中心的转变。

（9）构建"互联网＋健康医疗"服务新模式

引导优质医疗资源下沉到基层、到农村、到家庭,鼓励社会力量参与,整合线上线下资源,依托健康医学大数据,规范和促进健康医疗新模式形成、发展和应用,大力推进互联网健康咨询、网上预约分诊、移动支付和检查检验结果查询、随访跟踪、健康管理等服务应用。

利用新兴信息技术支持就医流程优化、人工智能辅助诊断等医疗服务模式创新,建立医院、社区、公众三者共同参与的健康管理模式,建设适应居民多层次健康需求、上下联动、衔接互补的健康医学大数据应用服务体系,健全慢性病患者、专病患者、健康、亚健康人群的授权分级分类分域管理体系和规范,为建成面向全体居民、覆盖全生命周期的健康医学大数据监控管理和疾病预防体系提供支撑。

实施以远程医疗服务为核心的健康中国云服务计划,构建健康医学大数据服务集成平台,开启远程医疗服务新模式,提供远程会诊、远程影像、病理结果、心电诊断服务,健全检查结果互认共享机制,向全体居民提供优质、便捷、高效、公平的基本医疗和健康服务提供支撑。

（10）打造信息化助力分级诊疗就医新秩序

加强基层人口健康信息化建设,推动健康医学大数据应用,落实基层首诊制度,支持双向转诊服务,强化社会监督,为居民提供方便可及、优质高效的服务,进一步拓展基层卫生信息系统中医学影像、远程心电、实验室检验等功能,推广基层医疗智能诊断系统,通过引入成熟度较高且适应基层医疗机构的智能诊断系统,并与基层卫生信息系统集成应用,切实提升基层服务能力和医务水平,逐步实现"首诊在基层、大病去医院、康复回社区"的新型医疗秩序,为推动分级诊疗制度落地奠定坚实基础。

（11）推广区域人口健康信息化和大数据应用试点示范

推广居民健康卡普及应用,促进和完善区域内健康医学大数据信息共享、业务协同,创新资源集约、流程科学、服务规范的卫生健康服务模式,方便居民获得优质高效的医疗卫生服务,培养居民健康管理理念,改善看病就医感受,健全以内部管理、外部监管、绩效考核、政府补偿为核心的监管体系,形成全国整体示范效应。加大政策支持扶持力度,积极开展健康医学大数据工程建设试点。同时,在全国选择 10 个设区的市和 100 个县开展"十市百县"区域人口健康信息化建设试点活动,及时总结试点经验,推广扩大成功做法和实际效果。

（12）全民健康保障信息化工程

以基础资源信息、全员人口信息、居民电子健康档案和电子病历四大数据库为基础,建设公共卫生管理、医疗健康公共服务、基本药物制度运行监测评价、卫生服务质量与绩效评价、人口统筹管理和综合管理等业务应用系统,实现互联互通、业务协同。

加快推进省统筹区域人口健康信息平台建设,按照平台功能指引要求,加强信息共享,提高重大疾病防控和突发公共卫生事件应急能力以及妇幼健康服务管理、综合监督和公众健康保障水平,实现全国上下联动、"三医"业务协同。建立覆盖全国医疗卫生机构的健康传播和远程教育视频系统。

推动完善全球公共卫生风险监测预警决策系统,建立国际旅行健康网络,为出入境人员提供旅行健康安全保障服务。

（13）健康医学大数据应用发展工程

加强国家健康医学大数据中心及产业园建设试点,研究制定政府支持政策,从财税、投资、创新等方面对健康医学大数据应用发展给予必要支持。

推广运用政府和社会资本合作（PPP）模式,鼓励和引导社会资本参与健康医学大数据的基础工程、应用开发和运营服务。

鼓励政府与企事业单位、社会机构开展合作,探索通过政府采购、社会众包等方式,实现健康医学大数据领域政府应用与社会应用相融合。

发挥已设立的有关投资基金的作用,充分激发社会资本参与热情,鼓励创新多元投资机制,健全风险防范和监管制度,支持健康医学大数据应用发展。

加强人口与家庭大数据的集成分析研究,服务人口发展综合决策。

(14)基层信息化能力提升工程

围绕支持公共卫生、基本医疗、基本药物配备使用等基本医疗卫生服务业务,规范基层医疗卫生机构内部管理、医疗卫生监督考核及远程医疗服务保障互联互通等重要功能,不断加强基层人口健康信息化建设,继续加大投入,提高人员素质,夯实发展基础,努力提升基层服务质量和效率。

完善基层信息管理系统,加强基层标准化应用和安全管理,延伸放大医疗卫生机构服务能力,促进"重心下移、资源下沉"。

坚持以家庭医生签约服务为基础,推进居民电子健康档案和居民健康卡的广泛使用,基本实现城乡居民拥有规范化的电子健康档案和功能完备的健康卡,推动实现人人享有基本医疗卫生服务的医改目标。

(15)智慧医疗便民惠民工程

在全国选择一批基础条件好、工作积极性高、信息安全防范有保障的医院开展示范建设。

以新兴信息技术为基础,明确智慧医疗服务内容,加快医院信息化基础建设,实施国民电子健康信息服务计划,完善居民健康卡应用受理环境,依托医院信息平台应用功能指引,完善基于电子病历的医院信息平台功能,重点完善基于新兴信息技术的互联网健康咨询、预约分诊、诊间结算、移动支付和检查检验结果查询、随访跟踪等服务,为预约患者和预约转诊患者优先安排就诊,全面推行分时段预约。

通过信息技术促进医疗健康服务便捷化程度大幅提升,远程医疗服务格局基本形成。

普及临床决策支持系统、智能机器人等数字化医学工具在医院中的应用,提升医院信息化水平和服务能力。

发挥互联网优势,推进生育证明、流动人口服务管理证明、出生医学证明、医疗卫生机构注册等电子化管理。

(16)健康扶贫信息支撑工程

推动建立农村贫困人口因病致贫、因病返贫个案信息库和动态管理信息系统。通过人口健康信息化建设,加强贫困人口数据采集和筛查,实现对因病致贫、因病返贫的家庭、患者和病种精准识别全覆盖。

加大健康扶贫脱贫信息支撑力度,优先为贫困人口建立动态管理的电子健康档案和居民健康卡,实现身份识别授权确认、信息归集、安全认证和金融应用等功能,支撑贫困人口家庭医生签约服务开展,逐步实现基本医保、大病医保、医疗救助和社会慈善救助资金"一站式"结算,为实施"大病集中救治一批、重病兜底保障一批、慢性病签约服务一批"提供信息支撑,将健康扶贫落实到人、精准到病,提升贫困地区和贫困人口共享优质医疗资源健康服务的水平。

第三节　医学大数据下的新兴医疗模式

基于健康医学大数据,未来的医疗健康服务模式将发生改变,个体的自我健康管理将位于卫生体系中最核心的位置,上层的服务提供、支付体系、患者教育等相关体系建设都需要按这个目标来设计,从而充分发挥个体和家庭的主动性并提高其健康管理的能力。疾病管理的成效,体现在医疗卫生服务成本的降低,更体现在全民健康水平的提高,以及生活质量的提高。

一、精准医疗服务模式

复杂的疾病机制和不断深入的医学研究为未来的医学实践提供了越来越个性化的选项:根据癌症患者的基因特性可以预测某个药物对于这个个体是否有作用;计算机影像技术可以为冠状动脉阻塞的患者提供个性化的植入支架设计;再生医学和干细胞技术能够利用自体细胞替换或者再生相应的组织。这些技术已经不再是科幻小说的内容,而是正在阔步进入临床实践。特别是基因测序技术的成熟和成本的迅速降低,将医疗卫生服务带入全新的境界。在之前许多临床过程中依赖试错的方式判断药物或者疗法的有效性,其中的风险必须由患者承担,而分子层面许多知识的建立,会将某些药物为什么只对特定人群有疗效清晰地告诉我们,这样就可以有针对性地提供治疗方案。同时,基于大数据的个性化诊疗决策支持提供了个性化医学的另外一个途径,结合两者来铺就个性化医学之路是今后医学信息学发展的重要趋势。个性化知识的成熟以及个性化检查和检测技术可及性的提高,为个性化知识在临床应用提供了前提,但是这样的知识的应用和知识的转化依然面临挑战。

二、慢性病持续管理服务模式

慢性病不但影响人的生活质量,同时也是医疗卫生服务最大的负担,更是致命的主要因素(在美国70%的死亡是由于慢性病)。对于许多慢性病患者,以糖尿病患者为例,在其院外的日常生活中血糖控制才是影响其健康的关键问题,而在传统的医疗服务模式中,只有当患者出现了严重的酮症或者并发症时才会进医院,而且出院之后患者又处于一种无监管的状态。国外存在相对成熟的家庭医生制度,可提供院外延伸的慢性病管理服务,而目前我国的家庭医生制度还没有成型,这已成为目前我国医疗服务体系的一个重要短板。

目前,我国在院外医疗卫生服务上存在严重不足。疾病管理模式的创新是医患共同的愿望。探索创新的服务模式,解决现有服务模式的不足,需要医保政策倾斜,让医疗机构在这些特定慢性病上能够外延服务,构建专职的慢性病院外服务中心,培养专业的疾病管理服务人员,发展相关的数字化医疗、移动医疗和智慧医疗技术,满足这些特定慢性病管理的多方面需求:可以获得患者当前的疾病评估;可以获取患者的历史就医记录;可以在线同患者进行沟通或者干预;可以指导患者合理就医;可以让患者充分了解自己的状况以及相关的干预手段。

三、个体主动健康服务模式

健康自主管理可以定义为个体为自身健康所做的决策和行为。健康自主管理是使其个人和家庭认识其疾病、了解相关干预措施和形成健康行为模式的关键。

通过健康自主管理将个性化的医学知识正确地介绍给患者，提供有针对性的疑问解答，记录和监督患者的行为，使其对遵循相关的治疗方案和健康生活行为做出更好的选择，这将大大降低因缺少健康管理带来的患者不断入院以及由此带来的额外医疗费用支出。而且从长远来看，多数慢性健康问题都有长期生活因素的影响，而有效控制目前占据主要地位的慢性疾病问题，从预防出发要比治疗更有效。

健康自主管理的核心在于提高个体的医学知识、技能以及健康自主管理的信心。目前有很多面向大众的在线医学知识库，这些知识库成为个体获取知识的主要源泉，这种类型的知识运行于全世界任何地方，任何人在任何时间均可查询。基于这些知识，往往可以缩小患者与医生之间的知识差距。相比通用的知识库，面向特定健康问题的知识库对于健康自主管理的意义更为显著，多个国家面向糖尿病患者开展的在线知识库和管理支持项目也都验证了其效果。健康自主管理正在成为全民健康保障的重要手段。

四、患者参与的医疗服务模式

虽然在很多人的意识中社交网络仅仅是年轻人的世界，但是不可否认的是，这种社交方式将会对社会行为方式产生革命性的影响，当然也会对患者与患者、患者与医疗机构以及医疗人员之间的交互产生巨大的影响。最简单的影响就是，患者会选择哪个医院和哪个医生，之前都是通过多方打听得到的消息，如今在线就可以获得相应的信息。而社交网络的出现将会跨越空间限制，把许多被共同健康问题困扰的群体紧密联系在一起，他们可以评价某个医院或医生，可以推荐某个药品或者讲述药品使用中的问题，描述自身健康状态的变化，这些比之前的患者教育要丰富得多、生动得多，更容易影响患者的健康行为。一份研究显示1/3 的美国成年人利用网络寻求健康问题的答案，另外一个调查显示 51% 的患者认为通过数字通信方式获取医疗服务感觉更被重视，同时 41% 的人认为社交网络会影响他们选择医疗机构和医生。目前已经出现一些专业的面向医疗健康的社交网络，如 Patient Like Me（http://www.patientslikeme.com）。

第四节　人工智能技术在医学大数据中的应用

一、人工智能技术的发展

随着人工智能相关技术的发展和计算机性能的提升，使得对数字化临床数据进行分析成为可能。利用人工智能方法分析医学大数据被认为能够在发现新的医学知识、调动患者及亲属在医疗中的积极性等方面发挥巨大作用,因此,对其应用的研究已经成为热点。

检索 2006—2015 年间发表于 7 种影响因子(IF)大于 1.5 的国际医学信息学核心期刊(JAMIA、JBIJJMI、AHM、CMPB、BMC、MIDM、JOMS)的相关文献,通过关键词对比分析,发现 2010 年前后医学信息学文献热点关键词已经发生改变(见表 7-3),2010 年以后许多关键词与人工智能相关,这也印证了医学信息学的研究热点已经转到人工智能方面。

表 7-3　医学信息学文献热点关键词对比

时间	热点关键词
2006—2009 年	software(软件); computer-assisted diagnosis(计算机辅助诊断); computers(计算机); expert systems(专家系统); information systems(信息系统); intelligence(智能); computer simulation(计算机模拟); microcomputers(微型计算机); neurological models(神经系统模型); algorithms(算法); computer-assisted decision making(即 2006—2009 年计算机辅助决策支持); psychological models(心理学模型); theoretical models(理论模型); computer-assisted instruction(计算机辅助教学); comparative study(比较研究); decision making(决策支持); biological models(生物学模型); intelligence tests (智力测试); medical records (医学记录); cognition(认知); problem solving(问题求解)……
2010—2015 年	algorithms(算法); reproducibility of results(结果重现性); sensitivity and specificity(敏感性和特异性); comparative study(比较研究); computer simulation(计算机模拟); automated pattern recognition (自动模式识别); computer-assisted image interpretation(计算机辅助图像判读); neural networks computer(神经网络计算机); computer-assisted signal processing (计算机辅助信号处理); statistical models(统计学模型); information storage and retrieval(信息存储检索); software(软件); cluster analysis(聚类分析); image enhancement(图像增强); biological models(生物学模型); user-computer interface(人 - 机交互); numerical analysis(数值分析)……

人工智能应用于医疗的时代已经到来。有需求、有供给的快速发展市场是新技术兴起需要的核心驱动力。在需求方面,有场景应用和商业模式的驱动;在供给方面,有算法技术的驱动。

二、医学人工智能技术在健康医学大数据中的应用

在数据爆炸和人工智能分析方法日益进步的当下,医疗从业人员应用新的手段进行医学研究。与传统方式不同,医疗机构现在可以使用人工智能方法发现治疗过程中潜在的关系、模式、知识,可以有效地发现潜在药物的新疗法或药物不良反应,辅助医生提高诊断精度、预测方案疗效、降低医疗成本、提高医疗水平。

下面将从临床数据、组学数据、影像数据和社交数据 4 个方面的数据进行阐述。

1. 临床数据

一般而言,把一个患者进入医院后诊断、治疗的整个过程称为这个患者的临床过程(clinical process)。临床过程中所包括的各项检查及其结果、用药信息和手术信息等医疗干预的数据构成了临床数据。由于临床数据忠实并且详细记录了患者诊疗过程中发生的各种事件,是人工智能分析的绝佳训练集。目前临床数据在以下 4 个方面有非常广阔的应用前景。

（1）临床医学大数据在医药研究中的应用

在药品研发中，医疗卫生机构通过对患者的用药情况、身体指标转变、症状特点等大数据进行挖掘分析，根据不同药品的需求情况和治疗效果制订新的研发方案，更好地保证有效的投入产出比，降低生产成本，提高研发成功率。徐华等人从海量电子病历数据中，依据患者的生存分析，发现现存药物的新疗效——治疗癌症的二甲双胍（metformin）也可以用来治疗糖尿病，且效果要好于传统的胰岛素方法。季（Ji）等人基于预认知决策模型设计了多种算法，用以发现药品不良反应中的低频因果关系，帮助发现了药品的不良反应。

（2）临床医学大数据在个性化诊疗中的应用

通过对大数据研究分析制订的临床决策系统，能够根据医疗知识和临床数据对病例进行分析，根据不同病症提出个性化治疗方案，医生在此基础上再进一步根据实践经验、病症特点、检查检验结果对患者进行治疗，筛选最优的治疗方案，大大降低了误诊率，做到精准治疗。王（Wang）等人提出基于大数据进行患者相似度分析，并结合药物、费用等其他信息，进行个性化诊疗[①]。

（3）临床医学大数据在风险预测中的应用

疾病风险评估是研究致病危险因素与特定疾病发病率、死亡率之间数量依存关系及规律的技术，被普遍认为是进行疾病防治的核心环节。全面、准确的风险评估是心血管疾病诊疗和管理的基础。在老年群体中，心力衰竭是导致发病致死的主要原因，且治疗心力衰竭花费高昂，美国佐治亚理工学院计算机系孙继萌（Sun Jimeng）等人学习纵向病例数据，基于65 336名患者构建深度循环神经网络，预测心力衰竭患者18个月后（或36个月后）发生终点事件的概率，提醒患者应提早治疗，预防或延缓心力衰竭发病，降低医疗成本；胡（Hu）等人结合机器学习技术，基于电子病历建立急性冠状动脉综合征预测模型，对患者主要不良心血管事件进行预测，为医生提供临床决策支持，辅助医生制订合理的诊疗方案，从而减少患者发生不良事件的概率，营造更为详尽的医疗服务环境[②]。

（4）临床医学大数据在医疗过程挖掘中的应用

医疗过程化是个性化医疗和精准医疗的一个重要阶段。要实现医疗过程化，必须要有丰富的临床知识和获取患者信息的能力。临床的医疗行为往往会被各种信息系统记录下来，通过挖掘与分析，可获得相关知识，这些知识可以为临床人员提供帮助，用于过程的优化和改进，改进后的过程模型可以用于指导医疗实践。随着医学模式的转变，诊疗措施也发生变化。临床医生主要通过人工分析的方法检测并分析诊疗行为的变化趋势，周期长、效率低，且容易出错。殷良英等人提出基于概率主题模型及统计分析的诊断治疗措施变化趋势检测方法，及时发现和分析诊断治疗措施的变化，为改进临床路径提供优化建议，从而提高临床诊疗过程的服务质量[③]。

2. 影像数据

在现代医疗过程中，对很多疾病，医生都需要通过研读患者的医学影像数据辅助诊断。

① 邵云. 基于数学图论分析的数据相似度权重调整算法 [J]. 湖南文理学院学报（自然科学版），2021,33（1）:20-24.
② 刘宁,陈林,尹唯思,等. 冠状动脉非阻塞性心肌梗死的研究进展 [J]. 中国老年学杂志,2021,41（7）:1560-1564.
③ 刘爱琴,马小宁. 基于概率主题模型的短文本自动分类系统构建 [J]. 国家图书馆学刊,2020,29（6）:102-112.

但是受限于医学成像的技术原理,依据图像做出准确的判断并非易事,往往需要依赖医生本人的研读能力,因此需要长期的训练。与此同时,人工观察十分乏味,存在效率较低的缺陷。基于以上原因,依靠人工智能进行自动识别的研究十分火热,科学家希望基于各种方法赋予计算机自动识别病变部位的能力或者自动判别医学影像的病理性质的能力,从而提升各类疾病,特别是癌症的诊疗效果。目前,在这一领域有越来越多的研究人员使用深度学习的方法进行相关研究。

（1）基于卷积神经网络对影像区域分割

众所周知,癌症越早发现越有利于治愈,而癌症的早期发现在很大程度上依赖于计算机断层成像（CT）等成像方法。在图像的自动判别领域,传统的识别方法一般使用经过定制修改的、面向专门问题设计过的算法训练数据进行预测。但是近年来,研究人员发现卷积神经网络是一种新的、不需要定制即可使用的方法。金内肯（Ginneken）等人提出了一种基于卷积神经网络的判别方法,对 CT 图像中的早期肺癌区域（肺结节）进行识别。他们使用公开数据库提供的 865 份 CT 扫描数据,四位医生的目视筛选结果为"金标准",基于他们开发的自动识别系统进行判断,对肺结节的识别准确率达到 78.5%。他们的研究表明,卷积神经网络在对医学成像数据的判断上有十分广阔的前景①。

（2）基于循环神经网络对影像病理进行分析

循环神经网络也用于对医学影像的病理分析,不同疾病的影像数据往往有较明显的差异。研究人员试图使用不同疾病影像数据的海量训练集对神经网络进行监督学习,从而得到能够对医学影像病理具备自动判断能力的模型。巴尔（Bar）等人基于循环神经网络开发了识别系统,对 X 线图像的病理进行识别,取得了曲线下面积为 0.87~0.94 的成绩,证明了计算机自动识别 X 线图像病理的可行性②。

（3）基于粒子群优化和人工蜂群算法进行 MRI 图像识别

与（2）类似,医生经常使用脑部 MRI 的结果辅助诊断,因此对患者的大脑 MRI 图像进行分类对诊断非常重要。王（Wang）等人提出了一种基于粒子群优化和人工蜂群的方法对患者的脑部图像进行识别。他们先基于小波变换在 MRI 图像中提取特征,再使用主成分分析法对数据进行处理,然后使用上述两种方法进行训练。最后对训练结果进行测试,发现训练的识别精度为 100③。可以预见,人工智能技术将在今后的 MRI 识别中发挥重要作用。

医学影像分类长期以来都是一个十分热门的领域。多年来,研究人员使用了各种人工智能算法进行训练,试图使计算机能自动识别医学影像的相关信息。以前,研究人员更多使用诸如支持向量机的近邻等统计学习方法进行学习。近些年,随着深度学习的兴起,使用循环神经网络、递归神经网络包括遗传算法的文献显著增多,人们期待深度学习把医学影像识别的能力提高到一个新的层次。与此同时,人们发现,目前对于影像的分类研究

① 李斌,李科宇,汤渝玲,等.基于深度学习的肺癌计算机辅助诊断 [J]. 当代医学,2021,27（9）:89-93.
② 李杨,梁炜,张吟龙,等.基于层级循环神经网络的术中 X 线图像腰椎自动识别 [J]. 计算机辅助设计与图形学学报,2019,31（1）:132-140.
③ WANG S, ZHANG Y, DONG Z, et al. Feed-forward neural network optimized by hybridization of PSO and ABC for abnormal brain detection[J]. Int J Imaging Syst Technol, 2015, 25（2）: 153-164.

多集中于 CT 等静态图像,随着技术的发展,超声等动态图像的区域识别或许会成为未来的研究热点。

3. 社交数据

在移动互联网时代下,人与互联网的结合空前紧密。每个人每天都会大量使用社交网络服务(Social Networking Service, SNS)和搜索引擎,紧密的连接产生了大量的数据,研究人员认为这部分数据中或许蕴藏了提升医疗服务质量的信息。这也是目前最新也亟待研究的领域。

(1)基于 SNS 记录的语义的分析

越来越多关心健康的患者和人们正在使用社交媒体分享关于个人健康和医生及治疗的信息。他们通过聊天或分享,从具有相同健康状况的其他同龄人的现实世界经验中学习,得到更多的医疗知识服务他们的生活。而对公共卫生人员而言,如果可以获知患者聊天的主题内容或分享的内容,他们就可以更有针对性地提供服务或教育,提升医疗水平。黄(Huang)等人基于潜在狄利克雷分配模型,对来自 118 位 QQ 用户的聊天记录进行了分析,从中提取出了孕妇在分娩后一段时间内聊天时的 6 个与主题相关的词汇[①]。

无独有偶,除了 QQ 这样的私人聊天工具之外,公共平台上的数据信息也可以用于挖掘。林(Lin)调取了美国最大的点评网站 Yelp 上 6 914 名消费者对于医院的评价信息,通过自然语言处理技术对各个医院的点评信息进行处理,生成每个点评句子的分析树(parse tree)和依赖树(dependency tree),基于处理结果对所有医院的服务质量进行了评分,希望据此对医院服务进行评估,从而达到提升医疗效果的目的。

(2)基于搜索引擎的预测

谷歌流感趋势(Google Flu Trend)预测是已有的最大规模的大数据应用实践之一。谷歌公司认为每个人的搜索内容代表了他当前需要的信息,因此可以基于某个区域的人查询“流感”的频率判断流感是否已经波及当前区域。基于这个假设,谷歌在几年前向全世界发布了流感区域预测模型。由于传统统计方法在进行数据汇总时耗时巨大,使得公共卫生部门的流感传播数据一般要延迟两周的时间才能发布,但是谷歌公司直接通过每个人利用搜索引擎的搜索内容进行流感波及区域判别,得到了近乎实时的流感传播信息,成功地预测了流感的传播范围。

基于社交媒体进行数据挖掘是一个非常新的领域,相比于影像学资料的数据挖掘已经可以得到非常优秀的结果,基于社交数据的医疗挖掘还处于起步期,哪怕是其中最为著名的谷歌流感趋势预测最后也面临严重的估计失准问题而不得不宣告失败。一方面,社交数据虽然数据量大,但是由于来源杂乱无章,很难对数据本身进行充分的认识从而选择最优的模型进行分析;另一方面,由于很难对数据本身进行充分的认识,也很难对结果的优劣进行评估,非常容易出现过拟合的问题。总体而言,利用人工智能对社交数据进行分析是大势所趋,虽然目前相关研究才刚刚起步,但是相信未来这方面会有很大的发展

① WANG T T, HUANG Z X, GAN C X. On mining latent topics from healthcare chat logs[J]. J of Biomedical Informatics, 2016, 61: 247-259.

空间。

4. 组学数据

组学（omics）是一个分子生物学概念，主要分为基因组学、蛋白质组学、代谢组学等。"组学"一般指的是研究基因、蛋白质、代谢系统的结构及功能的学科，是一种基础研究。在人类基因组计划已经完成之后，蛋白质组学成为当下的热点。当前，研究者可以较为方便地测定蛋白质的氨基酸序列（一级结构），但是由于蛋白质在特定的空间结构下才能发挥生物活性，蛋白质的空间结构也是必须测得的。以往的研究中，一般依据 X 射线衍射或者核磁共振的方法进行蛋白质空间结构预测，但是这两种方案效率较低，无法满足当今测得一级结构的蛋白质呈指数级暴涨的情况下，对空间结构预测方法效率的需求。因此研究者现在更加倾向于使用人工智能的方法对蛋白质的空间结构进行预测①。

（1）基于统计学习的方法

蛋白质的空间结构预测方法往往是使用统计学习方法加上一定的其他信息后进行比较，如氨基酸序列信息。在常用的机器学习预测模型中，神经网络和支持向量机均具备良好的分类效果，被研究者广泛运用。一般使用支持向量机算法预测蛋白质二级结构时，准确度可以达到 70% 以上。

后来，研究人员在预测时使用人工神经网络，并且引入了同源序列对比方法。在这种条件下表现较好的 PSIPRED 方法预测蛋白质结构的平均准确率达到 78%。

（2）基于深度学习的方法

乔（Jo）等人首次尝试使用深度学习解决蛋白质结构是否折叠的问题。基于深度学习方法预测蛋白质结构是否折叠，就是把蛋白质折叠识别问题视为二进制分类问题。通过无监督学习把一组初始输入特征映射到高层次，最终提高监督学习任务的预测精度。从最终的结果来看，在蛋白质家族层级上，基于深度学习的预测模型的精度达到 85% 左右，进一步提升了预测的精准度②。

① 张安胜. 深度学习在蛋白质二级结构预测中的应用研究 [D]. 合肥：安徽大学，2015：52.
② 李渊，骆志刚，管乃洋，等. 生物医学数据分析中的深度学习方法应用 [J]. 生物化学与生物物理进展，2016，43（5）：472-483.

参考文献

[1] 于广军,杨佳泓. 医疗大数据 [M]. 上海:上海科学技术出版社,2015.

[2] 张路霞,段会龙,曾强. 健康医疗大数据的管理与应用 [M]. 上海:上海交通大学出版社, 2020.

[3] 谭志明. 健康医疗大数据与人工智能 [M]. 广州:华南理工大学出版社,2019.

[4] 史今驰. 大数据时代的医疗革命 [M]. 天津:天津科学技术出版社,2019.

[5] 何灏,高峰,张书铭. 大数据与医疗改革 [M]. 贵阳:贵州人民出版社,2017.

[6] (日)中山健夫. 服务的细节 051:大数据时代的医疗革命 [M]. 刘波,译. 北京:东方出版 社,2016.

[7] 周毅,赵霞. 健康医疗大数据技术与应用 [M]. 北京:人民卫生出版社,2019.

[8] 张路霞. 健康医疗大数据的管理与应用 [M]. 上海:上海交通大学出版社,2018.

[9] 卢朝霞. 健康医疗大数据:理论与实践 [M]. 北京:电子工业出版社,2017.

[10] 金小桃. 健康医疗大数据 [M]. 北京:人民卫生出版社,2018.

[11] (德)埃拉德·约姆 - 托夫. 医疗大数据:大数据如何改变医疗 [M]. 潘苏悦,译. 北京:机 械工业出版社,2016.

[12] (英)埃里克·托普. 颠覆医疗:大数据时代的个人健康革命 [M]. 张南,魏薇,何雨师, 译. 北京:电子工业出版社,2014.

[13] 李力恒,孙志勇,毕述玥. 大数据与医疗 [M]. 哈尔滨:黑龙江人民出版社,2018.

[14] 徐曼,沈江,余海燕. 大数据医疗 [M]. 北京:机械工业出版社,2017.

[15] 动脉网蛋壳研究院. 大数据 + 医疗:科学时代的思维与决策 [M]. 北京:机械工业出版 社,2019.

[16] 陆泉,陈静,刘婷. 基于大数据挖掘的医疗健康公共服务 [M]. 武汉:武汉大学出版社, 2020.

[17] 杨成伟. 大数据背景下医疗智能诊断数据分析与入院风险预测 [M]. 北京:经济科学出 版社,2020.

[18] 罗利,张伟. 大数据驱动的智慧医疗健康全社会资源管理 [M]. 北京:科学出版社,2019.

[19] (美)劳拉·B. 麦德森. 大数据医疗:医院与健康产业的颠覆性变革 [M]. 康宁,宫鑫,刘 婷婷,译. 北京:人民邮电出版社,2018.

[20] (美)克瑞莎·泰勒. 医疗革命:大数据与分析如何改变医疗模式 [M]. 刘雁,译. 北京:机 械工业出版社,2016.

[21] 陈新河. 赢在大数据:金融 / 电信 / 媒体 / 医疗 / 旅游 / 数据市场行业大数据应用典型案 例 [M]. 北京:电子工业出版社,2017.

[22] 钟红阳. 智慧医疗 [M]. 沈阳:辽宁科学技术出版社,2014.

[23] 刘雪,杨晓玲. 大学生电子健康档案与智慧医疗 [M]. 北京:冶金工业出版社,2018.

[24] 黄文华,林海滨. 智慧医疗 [M]. 广州:广东科技出版社,2020.

[25] 肖瑷,卢雅雯,吕智慧,等. 生物医疗大数据隐私安全保障机制研究 [J]. 计算机应用与软件,2021,38(2):318-322.

[26] 吴丁娟. 大数据环境下居民对个人医疗信息被访的容忍度研究 [J]. 医学与社会,2021,34(2):72-76.

[27] 陈明. 论新医改背景下大数据分析对医疗资源配置的促进作用 [J]. 中小企业管理与科技(上旬刊),2021(2):168-169,172.

[28] 刘文荣. 大数据时代医院精益运营及疫情应对优势 [J]. 经营与管理,2021(2):52-55.

[29] 闫广柱. 大数据背景下医院人事档案信息资源管理研究 [J]. 兰台内外,2021(3):66-67.

[30] 黄羽沛. 大数据抗疫下对个人信息侵权的反思及应对 [J]. 西安石油大学学报(社会科学版),2021,30(1):93-99.

[31] 韩建春. 大数据环境下医院电子档案管理研究 [J]. 办公室业务,2021(2):151-152.

[32] 朱寿华. 大数据人工智能在医疗健康领域中的应用:评《健康医疗大数据与人工智能》[J]. 科技管理研究,2021,41(2):234.

[33] 岳根霞,刘金花,刘峰. 基于决策树算法的医疗大数据填补及分类仿真 [J]. 计算机仿真,2021,38(1):451-454,459.

[34] 李校堃. 大数据助力中国加快成为世界医学中心 [J]. 中国卫生事业管理,2021,38(1):1-2,43.

[35] 邵莉. 基于大数据时代的医院财务管理创新研究 [J]. 卫生职业教育,2021,39(2):150-151.

[36] 吴静静,范海霞,李亚萍. 基于大数据处理的手术室风险管理方法研究 [J]. 中医药管理杂志,2021,29(1):150-151.

[37] 廖丽凡,赵邦. 基于大数据公共卫生危机的精准治理 [J]. 卫生软科学,2021,35(1):74-77.

[38] 王玉琢,马红霞,靳光付,等. 大数据时代的流行病学研究:机遇、挑战与展望 [J]. 中华流行病学杂志,2021,42(1):10-14.

[39] 孙赫浓,刘崇玉,施明毅,等. 大数据背景下中药信息化的机遇与挑战 [J]. 亚太传统医药,2021,17(1):114-117.

[40] 胡珊珊,范怀玉. 大数据背景下医学生数据素养培养研究 [J]. 医学信息学杂志,2020,41(12):89-92.